Brian Kloss / Travis Bruce

Graphic Guide to Infectious Disease

传染病简明手册

主　编　〔美〕　布莱恩·克劳斯

特拉维斯·布鲁斯

主　审　梁万年

主　译　刘　民

天 津 出 版 传 媒 集 团

天津科技翻译出版有限公司

著作权合同登记号：图字：02-2020-360

图书在版编目(CIP)数据

传染病简明手册 / (美)布莱恩·克劳斯
(Brian Kloss)，(美)特拉维斯·布鲁斯
(Travis Bruce)主编；刘民主译. — 天津：天津科技
翻译出版有限公司，2023.6
　书名原文：Graphic Guide to Infectious Disease
　ISBN 978-7-5433-4355-9

　Ⅰ．①传…　Ⅱ．①布…　②特…　③刘…　Ⅲ．①传染病
-防治-手册　Ⅳ．①R183-62

中国国家版本馆 CIP 数据核字(2023)第 086939 号

Elsevier (Singapore) Pte Ltd.
3 Killiney Road, #08-01 Winsland House 1, Singapore 239519
Tel: (65)6349-0200；Fax(65)6733-1817

Graphic Guide to Infectious Disease, 1st edition
Copyright © 2019 by Elsevier, Inc. All rights reserved.
ISBN: 978-0-323-44214-5

注意

本译本由 Elsevier(Singapore)Pte Ltd.和天津科技翻译出版有限公司完成。相关从业及研究人员必须凭借其自身经验和知识对文中描述的信息数据、方法策略、搭配组合、实验操作进行评估和使用。由于医学科学发展迅速，临床诊断和给药剂量尤其需要经过独立验证。在法律允许的最大范围内，爱思唯尔、译文的原文作者、原文编辑及原文内容提供者均不对译文或因产品责任、疏忽或其他操作造成的人身及(或)财产伤害及(或)损失承担责任，亦不对由于使用文中提到的方法、产品、说明或思想而导致的人身及(或)财产伤害及(或)损失承担责任。

中文简体字版权属天津科技翻译出版有限公司。

授权单位：Elsevier (Singapore) Pte Ltd.
出　　版：天津科技翻译出版有限公司
出 版 人：刘子媛
地　　址：天津市南开区白堤路 244 号
邮政编码：300192
电　　话：(022)87894896
传　　真：(022)87893237
网　　址：www.tsttpc.com
印　　刷：天津新华印务有限公司
发　　行：全国新华书店
版本记录：787mm×1092mm　16 开本　13 印张　200 千字
　　　　　2023 年 6 月第 1 版　2023 年 6 月第 1 次印刷
　　　　　定价：118.00 元

(如发现印装问题，可与出版社调换)

译者名单

主　审　梁万年

主　译　刘　民

译　者　(按姓氏汉语拼音排序)

曹桂莹　杜　敏　郭子睿　景文展　康良钰

刘　民　刘　巧　刘　珏　刘润青　马秋月

秦宸媛　汪亚萍　吴　俣　闫温馨　袁　杰

(译者均来自北京大学公共卫生学院)

主编简介

Brian Kloss 纽约州立大学上州医科大学和纽约州锡拉丘兹市退伍军人医疗中心急诊科医生、副教授。他拥有新泽西州莫里斯敦纪念医院的放射技术证书、莫里斯敦学院的化学科学助理证书,获得甘农大学医师助理研究理学学士学位、布法罗大学法学院法学博士学位、新泽西医科和牙科大学-新泽西医学院(UMDNJ-SOM)(罗文大学)骨科医学博士。获得肠胃病学研究生医师助理奖学金,通过紧急医学委员会认证,并在纽约州立大学上州医科大学获得野外医学奖学金。Brian 喜欢老式电子游戏、漫画书、手办和老式嘻哈文化。

Travis Bruce 一位住在纽约皇后区的艺术家、插画师和设计师。他毕业于视觉艺术学院插画专业,专注于图形叙事和儿童书籍。在过去的 15 年里,除了插画,他还设计了桌面产品和礼品。

审稿人和编者

编者

Hernan Rincon–Choles, MD, MSCI　凯斯西储大学克利夫兰诊所勒纳医学院肾病和高血压系副教授,俄亥俄州雷纳医疗集团 Huron 透析中心医学主任,格里克曼泌尿和肾脏研究所主治医师。

编写内容:棘球蚴病、类鼻疽、腹股沟肉芽肿、兔热病、鼠疫、军团病、疥疮、狂犬病、埃博拉、裂谷热、汉坦病毒肺综合征、肾综合征出血热、克里米亚–刚果出血热、科罗拉多蜱传热、落基山斑疹热、莱姆病、巴贝西虫病、埃立克体病、边虫病。

诊断检测内容特约审稿人

Kanish Mirchia, MD　纽约州立大学上州医科大学病理学系

Rochelle Nagales–Nagamos, MD, MBA　纽约州立大学上州医科大学病理学系

Alexandria Smith–Hannah, MD, MS, MPH　纽约州立大学上州医科大学病理学系

中文版前言

随着社会、经济全球化以及科学技术的迅速发展,人类的生存环境和行为都在发生着深刻的改变,对传染病的发生和流行产生了巨大的影响。新型冠状病毒感染疫情是近百年来人类遭遇的影响范围最广、涉及人数最多的全球性大流行病,对全世界人民的生命安全和健康造成了重大威胁。传染病已经成为全球的重大公共卫生问题。

《传染病简明手册》是一本通俗易懂的传染病学图书。全书涵盖了132种传染病的相关知识,几乎囊括现在人类已知的病毒性传染病、细菌性传染病、虫媒传染病、寄生虫感染性疾病、真菌感染疾病,以及一些新发传染病的相关内容。在介绍每一种传染病时,不仅介绍了病原学、流行病学、临床症状和体征、诊断检测、治疗,还介绍了预防感染的具体方法和措施,非常简洁、实用。

本书集权威性、科学性、实用性于一体,非常适合于大专院校的师生、全科医生、临床医生、公共卫生领域的医师、科研人员和医疗机构的管理者阅读,也适合于对传染病和公共卫生感兴趣的普通民众阅读。

有幸邀请到清华大学万科公共卫生与健康学院梁万年教授担任本书主审。译者均为从事传染病流行病学专业的中青年学者,对传染病相关知识有着非常专业的认知,使本书中文版的科学性和权威性得以保证。希望这本《传染病简明手册》能够给读者留下良好的印象,成为医疗卫生专业人员手边的参考书、大众喜爱的科普书。

感谢天津科技翻译出版有限公司对我们的信任,我们在翻译过程中力求尽善尽美,不负众望。

本书的出版获得国家自然科学基金项目(编号:71874003,71934002)和国家重点研发计划项目(编号:2020YFC0849500,2020YFC0846300)的资助!

北京大学公共卫生学院

刘 民

2023 年 4 月

目　录

第 1 章

病毒性肝炎

甲型肝炎

别名	传染性肝炎。
病原体	甲型肝炎病毒(HAV)。
宿主	人。
潜伏期	15~50 天,平均 28 天。
地区分布	全球。
描述	HAV 是一种可通过疫苗预防的经粪口途径传播的 RNA 病毒,可导致急性肝炎。甲型肝炎(简称"甲肝")不会转为慢性肝炎,年轻患者通常不出现临床症状,只有<1%的病例会转为暴发性肝衰竭。危险因素包括:到流行地区旅行、摄入受污染的食物或水(生贝类)、在日托中心工作(接触粪便/换尿布)、与感染的患者密切接触和男男性行为者。
症状和体征	一般来说,患者年龄越小,症状越少。大多数患病婴儿几乎没有症状,而大多数成年患者均会出现临床症状。症状包括恶心、呕吐、乏力、腹痛、发热等,随后数天出现巩膜黄染和黄疸。症状的持续时间通常<2 个月,但有时可能会延长或在 6 个月后复发。甲肝患者痊愈后可获得终身免疫。
诊断检测	诊断甲肝可采取实验室检查,显示肝细胞模式,患者 ALT/AST 升高<1000,之后,其胆红素和碱性磷酸酶也会随之升高。ALT 具有肝脏特异性,常高于 AST。急性感染期 IgM 升高,恢复期 IgG 开始升高。暴发性肝衰竭是一种以精神状态改变(肝性脑病)和 PT/INR 升高为特征的严重感染结果,在老年患者和已有肝脏疾病[慢性乙型和(或)丙肝]的患者中更为常见。
治疗与预防	支持治疗。可通过接种两剂的甲肝疫苗预防甲肝,接种间隔时间至少 6 个月。第二剂疫苗一般在第一剂疫苗接种后 12 个月或 18 个月注射,具体情况视生产商的不同而定。1~40 岁的健康人可在暴露后 14 天内接种疫苗以预防感染。对于免疫缺陷、慢性肝病、>41 岁成人和<12 个月的儿童等未接种疫苗的人群,建议在暴露后 14 天内使用免疫球蛋白。
备注	美国已出现几起与食物有关的甲肝暴发。2003 年,在一家现已破产的墨西哥连锁餐厅里,500 人在食用大葱做成的萨尔萨辣酱后患病。

乙型肝炎

别名	血清性肝炎。
病原体	乙型肝炎病毒(HBV)。
潜伏期	60~150 天,平均 90 天。
地区分布	全球;亚洲发病率较高。
宿主	人。
描述	HBV 是一种双链 DNA 病毒,可引起急性和慢性肝炎。乙型肝炎(简称"乙肝")的传播途径包括:母婴垂直传播、接触感染者的体液传播(如血液、精液和阴道分泌物)、性传播,以及静脉注射传播。医护人员有被针刺伤而感染的风险。
症状和体征	急性:大多数婴幼儿急性感染期无症状。老年患者更容易出现症状,包括发热、乏力、厌食、恶心、呕吐、腹痛、黄疸等;约 70% 的急性感染成年患者会出现症状。急性乙肝的症状可能会持续数周。暴发性肝衰竭的发生率<1%。 慢性:慢性乙肝患者通常无症状,但有时也会出现临床症状。乙肝患者若不接受治疗,则可能传播给其他人,引发肝硬化,极易进一步发展为肝细胞癌。慢性乙肝患病的可能性与感染病毒时个体的年龄成反比。母婴垂直传播的风险非常高, 这取决于母亲 HBeAg/HBeAb 的状态。HBeAg+和 HBeAb−的女性更有可能将 HBV 传播给下一代。来自美国疾病控制与预防中心(CDC)的报告显示,感染 HBV 的新生儿中,约 90% 会发展为慢性乙肝,而感染 HBV 的 1~5 岁儿童中有 25%~50%发展为慢性乙肝。年龄较大的儿童和成年人更有可能自愈,且仅有 5%~10% 的概率转为慢性。
诊断检测	急慢性乙肝的诊断依据是特异性血清标志物和 PCR 检测 HBV 病毒载量。慢性乙肝是指在症状出现后 6 个月或更长时间, 仍能在血清中检测到 HBsAg。更多信息请参阅乙肝标志物的概要。
治疗与预防	急性肝炎一般采用支持性治疗,但在发生暴发性肝衰竭时,需使用核苷/核苷酸类似物进行治疗。在慢性乙肝感染者中, 治疗方案具有高度的个体差异性,具体治疗方案视病毒载量、是否存在肝硬化或肝细胞癌、HBeAg/HBeAb 状态、妊娠状态、患者年龄、生化指标等而定。治疗慢性乙肝可使用聚乙二醇干扰素或核苷/核苷酸类似物。核苷/核苷酸类似物包括拉米夫定、阿德福韦、恩替卡韦、替比夫定和替诺福韦。作者建议在治疗开始前,医生应参考当前美国肝病研究学会(AASLD)和(或)欧洲肝脏研究学会(EASL)发布的相关指南。可通过接种疫苗预防乙肝,也可通过接种疫苗和免疫球蛋白预防急性暴露后的感染。

乙肝血清标志物

乙型肝炎表面抗原 (HBsAg)

HBsAg 是第 1 个出现的血清标志物，在临床症状出现之前就可以检测到。HBsAg 水平在暴露后约 12 周达到顶峰，在 24 周 (6 个月) 内回落至无法检测到的水平。乙肝的康复标志为 HBsAg 的清除和乙型肝炎表面抗体 (HBsAb) 的血清学转化。如果 HBsAg 在血清中持续存在>6 个月，则表示已经转为慢性乙肝。

乙型肝炎 e 抗原 (HBeAg)

HBeAg 与病毒复制有关，在暴露后 6~14 周内可检测到。在慢性乙肝患者中，HBeAg 的水平反映疾病活动性和传染性。HBeAg+(HBeAb−)患者的病毒载量更高、疾病活动性更大、传染性更强。HBsAg+的妊娠期女性更容易将 HBV 传递给婴儿。任何患有慢性乙肝的母亲所生的婴儿都应该接种疫苗及免疫球蛋白，最佳接种时间是在出生后 12 小时内。

乙型肝炎核心抗体 (HBcAb)

HBcAb 是第 1 个通过血清检测到的抗体。由于乙型肝炎核心抗原存在于细胞内，因而无法在血清中检测到。HBcAb 以 IgM(表明急性感染或慢性感染的显著再活跃期)和 IgG(表明曾患过乙肝)的形式存在。HBcAb 只存在于感染过 HBV 的人群中，因而可用来筛查捐献的血液，区分某个体获得免疫的途径(感染疾病或接种疫苗)。HBV 疫苗仅含有 HBsAg，成功接种的个体体内可同时检测到 HBsAb+和 HBcAb−，这表明他们虽有 HBsAg 抗体，却从未接触过完整的 HBV。HBsAb+和 HBcAb+表明患者曾完全暴露于完整的 HBV 病毒，并有一定程度的患病，不过现在已经获得免疫了。

乙型肝炎 e 抗体 (HBeAb)

e 抗原的抗体与病毒载量降低和预示康复有关。HBeAb 血清学转化在急性感染者中较早发生，但在慢性感染者中可延迟数年。在慢性乙肝患者中，HBeAb−血清学转化为 HBeAb+的年发生率约为 0.5%。

乙型肝炎表面抗体 (HBsAb)

HBsAb 可通过疫苗接种或清除感染来证实免疫。在 HBsAg 水平逐渐降低后，HBsAb 水平才开始升高。在感染 HBV 后 6 个月时，出现 HBsAg 却无 HBsAb 标志着慢性感染。在某些情况下，乙肝存在一段窗口期，此时无法检测到 HBsAg 和 HBsAb，只能通过获得 HBcAb IgM 的水平评估急性感染程度。

乙型肝炎血清 DNA

PCR 可以定性(是或否)或定量(多少)的方式来确定血清样本中是否存在 HBV DNA。在感染 HBV 并发生血清学转化的 HBsAb+患者中，血清中的 HBV DNA 应 100%清除。慢性乙肝患者血清中可检测到 HBV DNA，其数量取决于 HBeAg/HBeAb 的状态。HBV DNA 定量检测、HBeAg/HBeAb 状态和肝活检结果(确定肝损伤分级)对确定治疗是否合适，以及如何选择治疗方案具有重要意义。

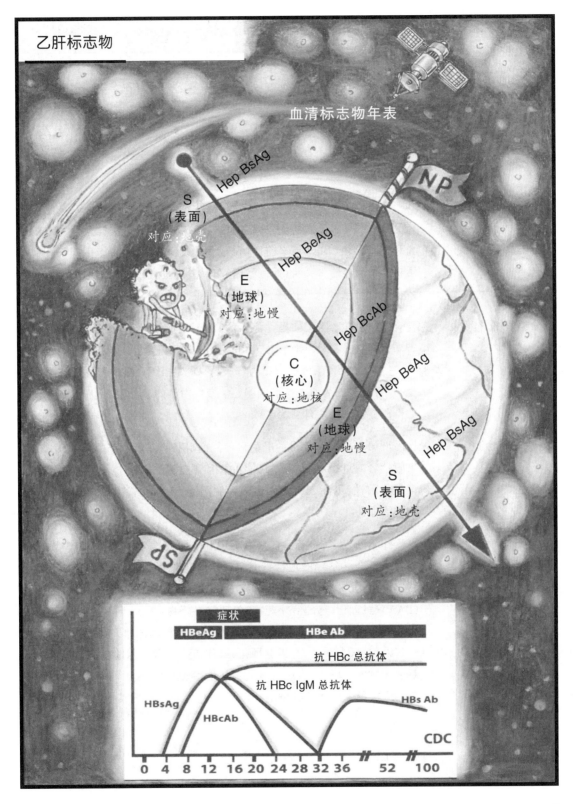

乙肝标志物

血清标志物年表

Hep BsAg

S
（表面）

对应：地壳

Hep BeAg

NP

E
（地球）
对应：地慢

Hep BcAb

C
（核心）
对应：地核

Hep BeAg

E
（地球）
对应：地慢

Hep BsAg

S
（表面）
对应：地壳

dS

症状

HBeAg　　　HBe Ab

抗 HBc 总抗体

抗 HBc IgM 总抗体

HBsAg

HBcAb

HBs Ab

CDC

0　4　8　12　16　20　24　28　32　36　　52　　100

丙型肝炎

病原体	丙型肝炎病毒(HCV)。
潜伏期	14~180 天,平均 45 天。
地区分布	全球。
宿主	人。
描述	HCV 是单链 RNA 病毒,可引起急性和慢性病毒性肝炎,高达 85%的感染转变为慢性。HCV 传播的危险因素包括:静脉注射毒品、2012 年 7 月前的输血和器官移植、1987 年之前使用凝血因子、经鼻吸毒(可卡因)、长期血液透析、未消毒器具文身(如监狱内)和母婴的垂直传播。其他可能发生的传播有性传播和家庭传播,但传播率很低。
症状和体征	急性:约 85%的急性感染是无症状的,约 85%的丙型肝炎(简称"丙肝")感染转变为慢性。急性症状包括乏力、疲劳、恶心、呕吐、腹痛和黄疸。 慢性:一般无症状,但可引起乏力和疲劳。慢性 HCV 感染者可进展为肝硬化,并容易进展为原发性肝细胞癌。慢性丙肝的肝外表现包括糖尿病、冷球蛋白血症和肾小球肾炎。
诊断检测	慢性丙肝患者可能有正常的肝酶。使用丙肝抗体检测对该病进行筛查,结果阳性者应进行 PCR 病毒载量和基因型检测。HCV 抗体检测阳性但病毒载量阴性,可能表明抗体检测为假阳性,或患者曾患过丙肝并自行或通过治疗清除了病毒。
治疗与预防	丙肝治疗不断发展,作者建议参考美国肝病研究学会(AASLD)和(或)美国传染病学会(IDSA)的现行指南。最初,聚乙二醇干扰素联合口服利巴韦林提供约 50%的持续病毒学应答(SVR)或治愈率。直接抗病毒药物(DAA)是目前首选的治疗药物,包括口服药物:艾尔巴韦/格拉瑞韦、来迪派韦/索磷布韦、西咪匹韦/索磷布韦和索磷布韦/维帕他韦。治疗通常是基于基因型、病毒载量、有无肝硬化、既往治疗失败和保险处方。新药物不断进入研发阶段,许多患者可能被邀请参加临床试验。所有慢性丙肝患者都应接种甲肝和乙肝疫苗,以预防这些感染引起的其他肝病。

丁型肝炎

病原体	丁型肝炎病毒(HDV)、δ 肝炎病毒。
潜伏期	共感染:45~160 天,平均 90 天。 重叠感染:2~8 周。
地区分布	全球;HBV 流行地区的发病率较高。丁型肝炎(简称"丁肝")在美国很少见。
宿主	HBV/HDV 合并感染的人。
描述	HDV 是一种"有缺陷的"单链 RNA 病毒,需要 HBV 的机制和辅助来复制。HDV 可以通过合并感染(与乙肝同时获得)或重叠感染(已经患有慢性乙肝的人获得)获得。
症状和体征	合并感染 HDV 可增加严重疾病和暴发性肝衰竭的可能性,不太可能导致慢性丁肝。重叠感染更有可能导致慢性丁肝,并使已有的肝脏疾病恶化。
诊断检测	未感染乙肝的患者不会感染丁肝,因此,丁肝患者的乙肝血清标志物检测呈阳性。美国可以进行 HDV IgM 和 IgG 抗体的检测,慢性丁肝感染中可见 HDV IgG 抗体滴度升高。HDV 抗体检测阳性的患者可以通过 PCR 技术检测 HDV 病毒水平。
治疗与预防	乙肝疫苗接种也可以预防丁肝。聚乙二醇干扰素是唯一对慢性丁肝有效的治疗方法,但成功清除病毒的概率较低(为 20%~25%)。
备注	没有乙肝,HDV 感染就不能存在。丁肝合并感染(HDV 感染与 HBV 同时发生)的潜伏期与急性乙肝相同。HBsAg 和 HBc IgM 抗体对诊断 HDV 感染至关重要。

戊型肝炎

病原体	戊型肝炎病毒(HEV)。
潜伏期	15~60天,平均40天。
地区分布	中美洲、非洲、中东地区、亚洲。
宿主	人,猪和小型啮齿类动物可作为动物宿主。
描述	HEV是经粪口(基因1和2型)和食源性(基因3和4型)传播的单链RNA病毒,可导致急性病毒性肝炎。有4种主要的病毒基因型,每一种都与特定的区域和独特的临床表现有关。基因3型见于发达国家,多见于>40岁或免疫功能低下的患者,可引起慢性感染。基因1、2和4型更常见于年轻人。HEV感染可能会以散在暴发的形式影响许多人,也可能以个别病例的形式影响到个别人。
症状和体征	大多数病例无症状,只有<5%的戊型肝炎(简称"戊肝")患者有急性感染的体征。有症状时,患者可能会表现出乏力、发热、恶心、呕吐、腹痛、关节痛和黄疸。高达3%的感染病例可发生暴发性肝衰竭,在妊娠女性和有肝病病史的患者中更为常见。
诊断检测	在美国,尚无商业批准的针对HEV的检测。一些国家具备IgM、IgG和HEV PCR检测的能力。急性感染可由IgM阳性和HEV PCR病毒载量来确定。IgM在急性期升高,表明最近暴露于HEV,而IgG在恢复期升高,证实过去暴露于该病毒。在慢性HEV感染中,首次感染6个月后,可通过PCR在血清或粪便中检测到HEV RNA。
治疗与预防	支持治疗。利巴韦林可能有助于治疗慢性HEV感染。有一种在中国获得许可的HEV疫苗。
备注	妊娠期急性戊肝的死亡率很高(高达25%)。

第 2 章

感染性腹泻

第 **1** 节 细 菌

志贺菌病

别名	细菌性痢疾。
病原体	志贺菌的 4 个血清群,包括 A 群,痢疾志贺菌;B 群,福氏志贺菌;C 群,鲍氏志贺菌;D 群,宋内志贺菌。
传播途径	粪口传播。由于传播只需要少量病菌(10~100 个细菌),因此,容易通过被感染的食品加工人员传播。人传人的现象很普遍。食用受污染的水、食物和污水灌溉的农产品均会导致发病。由于传播所需的病菌量较少,因此,可以在军营、难民营、日托中心和家庭等封闭区域中迅速扩散。
潜伏期	1~7 天,平均 3 天。
地区分布	全球,发展中国家更常见。
描述	一种急性细菌性出血性腹泻病,可由志贺菌 4 个血清群的任意一种引起。主要症状包括血性腹泻、腹痛和发热。严重脱水不常见。
症状和体征	腹泻、发热、腹痛和绞痛、里急后重、身体不适、恶心、呕吐。腹泻最初为水样无血便,之后随着感染转移到大肠,转为黏液血便。在不采取治疗的情况下,症状通常持续 5~7 天。并发症包括溶血性尿毒症综合征(HUS)、儿童痉挛发作和反应性关节炎。
诊断检测	当患者出现血性腹泻、腹痛、发热、便量少而频繁时应怀疑志贺菌病。可对粪便进行细菌培养或 PCR 检测。
治疗	抗生素可以缩短感染者的症状持续时间。由于志贺菌对复方新诺明(TMP/SMX)和氨苄西林普遍耐药,因此,目前推荐使用阿奇霉素或环丙沙星。但是,用药者需要注意志贺菌正逐渐对这些抗生素产生耐药。应避免使用解痉药。
备注	志贺菌病是传染性最强的细菌性腹泻病,主要通过人与人传播。痢疾志贺菌血清型 1 型是最烈性的病原体,宋内志贺菌引起的疾病较轻。宋内志贺菌在发达国家较为常见,而福氏志贺菌在较不发达的国家更为常见。

沙门菌病

别名	非伤寒沙门菌。
病原体	邦戈尔沙门菌、肠炎沙门菌。
宿主	最常见宿主为家禽，某些爬行动物。
传播途径	通常为食源性传播，通过食用半生的家禽、接触过生/半生的家禽(受污染的切菜板)的食品、生鸡蛋、生乳或未经巴氏消毒的牛奶传播。在美国，曾发生过几起重大的食源性疾病暴发，溯源发现包装鸡肉产品、花生酱(2008年美国花生有限公司)和冰激凌(1994年施万公司)是传播源头。乌龟、蜥蜴和蛇等爬行动物可能是沙门菌(邦戈尔沙门菌)的携带者。
潜伏期	12~48小时
地区分布	全球
描述	一种急性高热细菌性腹泻病，通常由半生的家禽(鸡或生鸡蛋)传播，特征为水样和(或)血性腹泻。
症状和体征	典型症状包括发热、不适、恶心、呕吐、腹痛/绞痛、里急后重和腹泻。血性腹泻也可能发生，常见于儿童。该病通常是自限性的，症状一般在3~7天内缓解。重症感染多见于大量病菌感染、儿童或老年人、免疫力低下人群中。沙门菌可能具有侵袭性，可引起菌血症、脑膜炎、化脓性关节炎和骨髓炎(镰状细胞病患者发病风险更高)。部分患者可能会发生感染后肠易激综合征和反应性关节炎。
诊断检测	粪便培养是诊断的金标准。
治疗	主要治疗方法通常为支持治疗，包括补液和温和饮食。抗生素的适应证为重症、持续发热、高危患者(高龄人群、免疫系统较弱人群)，以及患有侵袭性疾病的患者。治疗选择包括氟喹诺酮类(环丙沙星或左氧氟沙星)、大环内酯类(阿奇霉素)或头孢菌素类(头孢曲松或头孢噻肟)。该菌对复方新诺明(TMP/SMX)和其他抗生素的耐药正在增加。
备注	美国食品药品监督管理局(FDA)自1975年起禁止销售长度不足4英寸(约10.16cm)的宠物龟，以减少儿童沙门菌病的发病率。CDC估计这项禁令已经预防了约10万例沙门菌病。

霍乱

别名	蓝死病。
病原体	霍乱弧菌。
传播途径	粪口传播,可通过食用受污染的水、食物或自然污染的贝类传播。
潜伏期	1~5 天,平均 2~3 天。
地区分布	资源匮乏国家,主要在非洲、亚洲、加勒比海地区和中美洲、南美洲。在雨季前后可出现发病高峰。
描述	一种急性、不发热、无痛细菌性腹泻病,特征是大量水分丢失和"米泔水样粪便"。重症病例可导致严重的电解质紊乱、肾衰竭、酸中毒、低血容量性休克、循环系统衰竭,甚至死亡。
症状和体征	霍乱是一种谱系疾病,腹泻症状从无症状、轻症到重症均存在。重症可引起低血容量性休克甚至死亡。在较短的潜伏期后,患者会出现恶心、呕吐、无痛性腹泻、嗜睡。发热不常见。 腹泻是非血性的,可能含有黏液斑点(米泔水样粪便),且有鱼腥味。成年人每天可能丢失 10~20L 液体,导致低血容量性休克、眼眶凹陷、皮肤干瘪无弹性(洗衣工手)。碳酸氢盐丢失所致的严重酸中毒可引起库斯莫尔呼吸。
诊断检测	临床症状和体征,特别是水样腹泻暴发的情况下,应怀疑是霍乱。暗视野镜检可见活动的弧菌。快速诊断检测可以识别粪便样本中的 O1 和(或)O139 抗原。重症患者的实验室检测可反映出与严重脱水和酸中毒有关的电解质、pH 值和肾脏异常情况。粪便培养阳性是最终确诊的金标准。
治疗与预防	主要治疗方法包括用乳酸林格液进行静脉液体复苏,在病情稳定后转为口服补液盐。抗生素可以缩短重症患者的病程,包括多西环素、阿奇霉素、四环素或红霉素。全球流行地区以及前往流行地区的美国旅客(救援人员、扩大的医疗任务等)均可获得疫苗。
备注	在 2010 年海地大地震发生后,当地暴发了一次严重的霍乱疫情。其中,O 型血患者的病情更为严重。霍乱流行与 O1 和 O139 血清群有关;O139 仅在亚洲发现。

弯曲菌病

病原体	空肠弯曲菌、大肠弯曲菌。
宿主	人、动物和牲畜的胃肠道,最常见于家禽;也可能定殖于宠物狗、猫体内。
传播途径	典型食源性传播,通过食用半生家禽肉、接触过生/半生家禽的食品、生/未经巴氏灭菌的牛奶、鸡肉饼,或通过有症状者粪口传播。
潜伏期	1~7 天,平均 3 天。
地区分布	全球。
描述	一种急性、发热性细菌性腹泻病,特征是水样腹泻,通常在几天后转为血性腹泻。
症状和体征	患者发生腹泻之前,可能有前驱症状——发热。典型症状包括发热、不适、腹痛/绞痛、里急后重和水样腹泻,通常会转为血性腹泻。部分患者可能出现恶心、呕吐。该病通常是自限性的,症状一般在 7 天内缓解。在急性发作情况下,一些患者可能在腹泻发作之前出现右下腹腹痛(假性阑尾炎)。感染后的并发症包括吉兰–巴雷综合征和反应性关节炎。
诊断检测	粪便培养是诊断的金标准。暗视野或相差显微镜可检出活动的、革兰阴性、弯曲/螺旋形的杆菌。也可用粪便抗原和 PCR 检测方法。
治疗	主要治疗方法通常为支持治疗,包括补液和温和饮食。使用抗生素可缩短疾病持续时间,可选择方案包括:阿奇霉素,500mg/d,持续 3 天,或红霉素 500mg,4 次/天,持续 5 天。全球范围,尤其是东南亚地区,正在出现弯曲菌对氟喹诺酮类耐药。

肠出血性大肠埃希菌病

病原体	能够产生志贺毒素的大肠埃希菌菌株被称为"产志贺毒素大肠埃希菌"(STEC)。在重大暴发疫情中发现的菌株包括大肠埃希菌 O157:H7(北美最常见,1993 年在 Jack in the Box 快餐店),O104:H4 (2011 年在德国和欧洲)和 O26(2015 年在 Chipotle 快餐店)。
宿主	人,反刍动物:牛、山羊、绵羊、鹿和麋鹿。牛是主要的宿主。
传播途径	粪口传播,多见于食用绿叶蔬菜、半生肉类和生乳等食品。
潜伏期	3~8 天,平均 3~4 天。
地区分布	全球
描述	由 STEC 引起的急性细菌性出血性腹泻病。主要症状包括血性腹泻、腹痛、绞痛、白细胞增多、无发热。
症状和体征	血性腹泻、腹痛、绞痛、里急后重、不适、厌食。无发热。在不干预的情况下,症状通常在 5~7 天内缓解。溶血性尿毒症综合征(HUS)是一种包括溶血性贫血、肾衰竭和血小板减少的三联征,发生率为 5%~10%。HUS 多见于<10 岁的儿童(约 15%)和接受抗生素治疗的儿童(接近 25% 的儿童)。HUS 通常发生在腹泻出现后 5~10 天、腹泻频率减少时。
诊断检测	患者出现血性腹泻、腹痛但不发热时应怀疑 STEC。可使用山梨醇麦康凯琼脂进行粪便培养。可进行志贺毒素 1 和 2 的酶联免疫吸附测定。也可行志贺毒素基因 PCR 和抗脂多糖(LPS)IgM、IgG 抗体测定。
治疗	主要治疗方法为支持治疗,进行补液。解痉药会增加全身并发症(如 HUS 和癫痫)发作的可能性,因此,应避免使用。环丙沙星和复方新诺明(TMP/SMX)会增加细菌释放志贺毒素,从而增加发生 HUS 的可能性。如果使用抗生素,阿奇霉素可能是最安全的选择。
备注	在美国曾发生过多起与快餐店有关的 STEC 暴发,包括 1993 年的 Jack in the Box 快餐店和 2015 年的 Chipotle 快餐店。

肠毒素性大肠埃希菌病

别名	旅行者腹泻。
病原体	能够产生两种毒素之一的大肠埃希菌菌株：增加细胞内 cGMP 的耐热(ST)肠毒素和增加细胞内 cAMP 的不耐热(LT)肠毒素。这些毒素刺激肠道增加液休分泌,引起非血性腹泻。肠毒素性大肠埃希菌(ETEC)可能会产生其中一种或两种毒素。
传播途径	粪口传播,通过食用受污染的食物、饮用水或冰。遵循"煮沸、煮熟、去皮或不食用"的口诀可以降低发病概率。
潜伏期	8 小时至 3 天。
地区分布	全球。
描述	一种急性、大量水样腹泻病,由产 ST 或 LT 毒素的大肠埃希菌(ETEC)菌株引起。主要症状包括水样腹泻、腹痛、绞痛、不适、厌食,但不发热。
症状和体征	大量水样腹泻、腹痛和绞痛、里急后重、不适和厌食,不发热。不干预的情况下,症状通常在 3~4 天内缓解。
诊断检测	通常根据患者的症状和近期的旅行史来诊断 ETEC 或"旅行者腹泻"。多数情况下,当患者引起医疗保健人员的注意时,症状已经开始缓解。细菌和病毒引起的"旅行者腹泻"的潜伏期均较短,因此,对于在旅行返回后 1~2 周才出现腹泻的患者,应重点考虑贾第鞭毛虫或其他寄生虫感染。
治疗	主要治疗方法是支持治疗,包括补液和温和饮食。洗手、喝瓶装水、避免吃路边摊/街头贩卖食品、冰镇饮料、沙拉(生蔬菜)和水果,可以减少感染风险。预防性使用水杨酸铋可以降低感染的可能性。对于在国外发生腹泻的旅客,可用以下处方:阿奇霉素单次剂量 1000mg,或 500mg/d,持续 3 天;或环丙沙星 750mg,2 次/天,持续 1~3 天;或左氧氟沙星每天 500mg,持续 1~3 天。由于旅行时无法确定"旅行者腹泻"的真正病因,因此,在国外旅行时,阿奇霉素是首选的抗生素——也可治疗弯曲菌。弯曲菌正逐渐对氟喹诺酮类耐药,尤其是在东南亚地区。

耶尔森菌病

病原体	小肠结肠炎耶尔森菌、假结核耶尔森菌。
宿主	人、猪、啮齿动物(如兔子)、绵羊、马、狗、猫。猪是最重要的宿主。
传播途径	粪口传播或食源性传播,通过处理或食用半生猪肉(尤其是猪肠)、生/未经巴氏消毒的牛奶或受污染的水传播。
潜伏期	1~14 天,平均 4~6 天。
地区分布	全球。
描述	耶尔森菌病可能有多种的表现。小肠结肠炎耶尔森菌通常引起急性、发热、细菌性腹泻病,特征是恶心、呕吐、腹痛和血性腹泻。假结核耶尔森菌常表现为假性阑尾炎,有时不伴腹泻。
症状和体征	婴儿和儿童的病情通常比成人严重。婴儿可能会发展为坏死性小肠结肠炎。儿童和成人的典型症状包括发热、不适、腹痛、绞痛、里急后重、恶心、呕吐和血性腹泻。该病通常是自限性的,症状一般在 1~3 周内缓解。小肠结肠炎耶尔森菌可能表现为咽炎不伴腹泻。一些患者可能因肠系膜淋巴结炎继发右下腹疼痛,表现为假性阑尾炎。可能发生菌血症和血源性扩散,在婴儿和免疫功能低下者中更常见。感染后并发症包括结节性红斑和反应性关节炎。
诊断检测	诊断金标准是对传染源(粪便、咽、血液等)进行培养。血清学检测已在欧洲和日本使用,但在美国尚未普及。
治疗	腹泻的主要治疗方法通常是支持治疗,包括补液。严重感染时使用抗生素,可用多西环素合用氨基糖苷类、复方新诺明(TMP/SMX)或氟喹诺酮类。
备注	血色素沉着病和铁过载状态使患者容易感染耶尔森菌。去铁胺治疗会加重病情,感染患者应停止该治疗。

艰难梭菌感染

别名	伪膜性结肠炎、难辨梭状芽孢杆菌。
病原体	艰难梭菌。
潜伏期	不确定。
地区分布	全球。
描述	艰难梭菌是一种革兰阳性产芽孢和毒素的细菌,可定殖于人类胃肠道并引起抗生素相关腹泻。艰难梭菌感染是一种谱系疾病,症状从无症状定殖到严重结肠炎均有。该病在老年患者中更常见,与抗生素使用有关。抗生素会减少正常的结肠菌群,导致艰难梭菌过度生长,出现症状和体征。与艰难梭菌相关的抗生素包括克林霉素、氟喹诺酮类、第二代(及以上)头孢菌素类。
症状和体征	典型的疾病表现是在使用抗生素期间或之后发生水样腹泻。其他症状包括发热、不适、腹痛、绞痛、里急后重。疾病严重时可导致严重脱水、低血压、休克、酸中毒、腹胀和中毒性巨结肠(可能导致穿孔)。
诊断检测	常见白细胞增多。白细胞增多、肌酐升高、白蛋白降低、乳酸升高是疾病严重程度的标志。粪便白细胞为阳性。可进行粪便培养和(或)进行 PCR 分析和(或)进行毒素 A 和 B 的酶免疫测定(EIA)检测。由于只有毒素 B 与腹泻有关,因此,在某些机构可能仅对毒素 B 进行 PCR 和 EIA 检测。
治疗	在可能的情况下应停止使用引起疾病的抗生素。治疗艰难梭菌可用口服甲硝唑、万古霉素或非达霉素。重症需要静脉注射甲硝唑。静脉注射万古霉素对艰难梭菌无效。粪便微生物移植是一种正在研究中的治疗选择。
备注	质子泵抑制剂(PPI)和 H2 受体阻滞剂与艰难梭菌感染风险增加有关。进行结肠镜检查可观察到黏膜脆性、水肿、炎症和假膜。伴有固体/半固体粪便的腹泻不符合艰难梭菌感染表现,因此,仅有液态粪便样本送检进行培养/PCR 检测。

弧菌病

病原体	副溶血性弧菌、创伤弧菌。
潜伏期	24~72 小时。
地区分布	全球。
描述	弧菌在海水和微咸水(河口、咸水沼泽地)中较为常见,生活在这些水域中的贝类富集细菌,使得弧菌成为贝类相关腹泻的常见病因。由于细菌的浓度随着水温的升高而增加,因此在美国,四月至九月间发病率最高。除了引起胃肠道疾病外,弧菌还可引起严重的伤口感染和(或)败血症。弧菌感染通常在免疫力低下、患有慢性肝病和酗酒者中更严重。
症状和体征	胃肠炎:如果在最近食用生或半生的贝类(最常见于牡蛎和蛤)后不久出现水样腹泻,应怀疑是弧菌病。其他症状包括腹痛、绞痛、恶心、呕吐。腹泻可转为血便。 软组织感染:在海水或微咸水域中游泳时割伤,或处理受感染的贝类时割伤,可能会使伤口暴露于弧菌。病情严重时,蜂窝织炎可迅速扩大,引起出血性大疱和(或)坏死性筋膜炎。 败血症:高危患者由于食用受感染的贝类或伤口感染而暴露于弧菌后,可能发生菌血症和败血症。败血症发作后可迅速引起休克,患者死亡率极高。这种病理过程在免疫系统受损和(或)慢性肝病患者中最为常见。
诊断检测	粪便、伤口或血培养可确诊。
治疗	胃肠炎:轻度至中度疾病可通过静脉或口服补液治疗。在更严重的情况下,抗生素可能会缩短病程。 软组织感染和(或)败血症:重症的推荐治疗方案为多西环素或米诺环素100mg,2 次/天+每天 2g 头孢曲松,静脉注射。替代疗法是静脉注射头孢噻肟+环丙沙星和氟喹诺酮类单药治疗。对软组织感染和败血症必须进行积极治疗。
备注	虽然两种弧菌均可出现在上述情况下,但副溶血弧菌常与肠胃炎相关,而创伤弧菌常与严重的软组织感染和败血症相关。因此,大多数餐厅的菜单上会印有提示语,提醒患有慢性肝病和(或)免疫缺陷的顾客避免生食贝类。

第 **2** 节　病毒

诺如病毒病

别名	诺瓦克病毒病、冬季呕吐病、"肠胃流感"。
病原体	诺如病毒(NoV)。
传播途径	粪口传播,通常通过接触了受污染的表面、食用受污染的食物或水,或呕吐物产生的气溶胶传播。病毒可以在体外存活很长一段时间,并在症状消失后数周内仍排出病毒。
潜伏期	12~48 小时。在冬季达到高峰。
地区分布	全球
描述	诺如病毒是一种极具传染性的病毒,导致全球 1/5 的肠胃炎病例,常在游轮、日托中心、疗养院和学校引发疫情。
症状和体征	诺如病毒感染通常表现为急性全身不适、头痛、肌痛、恶心、呕吐、水样腹泻、腹部绞痛和低热。该疾病是自限性的,症状在 1~3 天内趋于缓解。
诊断检测	诺如病毒感染通常仅根据临床表现进行诊断。无症状排出病毒很常见,因而不经常(也不建议)对粪便样本进行 PCR 检测。如果进行 PCR 检测,应在症状出现后 48~72 小时内获得粪便样本。
治疗	支持治疗。
备注	CDC 调查并追踪游轮上肠胃炎的暴发,大部分都是诺如病毒引起的。

轮状病毒感染

病原体	轮状病毒。
传播途径	粪口传播,通常通过接触了受污染的表面、食用受污染的食物或水、或气溶胶传播。病毒可以在体外的水中存活数天。
潜伏期	通常<48 小时。
地区分布	全球。发展中国家的发病率和死亡率较高。
描述	轮状病毒引起病毒性肠胃炎,是婴幼儿腹泻的常见原因。
症状和体征	轮状病毒引起的腹泻,症状从轻微到严重不等。这种疾病对 6~24 个月大的儿童影响最大,很少影响成人。症状包括乏力、恶心、呕吐、水样腹泻、低热等。大量体液流失会导致严重脱水甚至死亡。婴儿脱水的体征包括眼泪减少、尿量减少、皮肤充盈减少、烦躁、疲倦。当严重脱水不再是问题时,疾病就具有自限性,症状多在 4~8 天内缓解。大多数人在 5 岁之前至少感染过一次轮状病毒,一生中可发生再感染,但再感染时的病情一般不会那么严重。
诊断检测	诊断常基于临床怀疑。ELISA 检测可用于检测粪便样本中的病毒抗原。PCR 也可用于检测粪便样本,是检测轮状病毒敏感性最高的技术。
治疗与预防	支持治疗。美国有两种获得许可的疫苗。
备注	在引进安全有效的疫苗后,美国和其他发达国家的病例数、严重程度,以及随后的住院治疗人数均有显著下降的趋势。腹泻仍然是全球<5 岁儿童死亡的主要原因。

第 **3** 节 原生生物

贾第鞭毛虫病

别名	海狸热。
病原体	蓝氏贾第鞭毛虫,又名:肠贾第虫。
宿主	人,海狸和狗可能是潜在宿主。
潜伏期	1~3 周。
地区分布	全球。是美国排名第一的肠道寄生虫疾病。
描述	贾第鞭毛虫是一种有鞭毛的肠道原生生物,在世界范围内引起胃肠道和腹泻疾病的急性和慢性暴发。它是通过食用受污染的食物或水,经粪口途径摄入传染性的包囊而感染的。
症状和体征	该病可能是无症状的,急性和自限性的,或慢性的。急性期间患者可出现腹痛和痉挛、全身不适、上消化道不适和腹泻。腹泻物常被描述为绿色,泡沫状,恶臭,且常呈漂浮的状态,说明患者吸收不良。长期而言,患者可能会出现厌食、体重减轻、吸收不良、维生素 B_{12} 缺乏、感染后肠易激综合征和乳糖不耐受。
诊断检测	连续 3 次粪便样品检测出虫卵和寄生虫可诊断。也可用粪便抗原和核酸扩增检测(NAAT)。
治疗	替硝唑,每次 2g;硝唑尼特,每次 500mg,2 次/天,连续 3 天;或甲硝唑,每次 250mg,3 次/天,连续 5 天。
预防	良好的个人卫生和洗手能限制传播。水可以经煮沸、过滤或卤化(氯或碘)以消除和(或)减少包囊的数量。
备注	该病多见于儿童和中年人。背包客、露营者、国际旅行者、儿童看护中心的人,以及男男性行为者(MSM)感染贾第虫病的风险更高。考虑到贾第虫的潜伏期长、延迟发病和潜在慢性感染等特点,对于有腹泻症状的回国旅行者,应考虑感染贾第虫。这与急性起病的"旅行者腹泻"相反,后者通常是自限性的细菌或病毒性腹泻。

隐孢子虫病

病原体	微小隐孢子虫、人隐孢子虫。
传播途径	经粪口传播,摄入动物(牛、小牛)或人类的传染性卵囊。由于卵母细胞对氯有耐受,并能在宿主体外存活数月,受污染的水(游泳池、饮用水和社区游泳池)在传播中起着重要作用。
潜伏期	2~28 天,平均 5~10 天。
地区分布	全球。
宿主	人。
描述	隐孢子虫病是一种由细胞内原虫引起的广谱疾病;症状可以从无症状携带者状态到严重腹泻及失水。这种疾病既影响免疫能力强的个体,也影响免疫功能低下的个体,后者发病更为明显。腹泻可分为急性、间歇性和慢性。
症状和体征	肠道疾病的症状包括全身不适、疲劳、低热、腹痛、腹部痉挛和水样腹泻。具有免疫能力的患者的腹泻通常在 2 周内消退。免疫缺陷(HIV/AIDS)患者有更明显的疾病症状和胆道树累及(胆囊炎、胆管炎)症状,更有可能出现慢性腹泻和相应的体重减轻。呼吸道隐孢子虫病可能发生,通常很少见,但在免疫功能低下的患者中更常见。
诊断检测	通过显微镜诊断需要 3 个粪便样本。PCR 检测是首选的诊断方法。血清学抗原测试也可用。
治疗	免疫能力强的患者口服硝唑奈德 500mg,2 次/天,连续 3 天。对于 HIV/AIDS 患者,最好的治疗方法是最大限度地采用高效抗反转录病毒疗法。
备注	接触粪便,例如在托儿所工作,会增加感染的风险。社区游泳池暴发的疫情在美国并不罕见,这与婴儿穿着纸尿裤游泳有关。

阿米巴病

病原体	溶组织内阿米巴。
传播途径	感染性包囊经粪口传播。包囊可在人体外存活数周至数月,并通过人与人之间的接触或摄入受污染的食物或水传播。包囊一旦被摄入,就会成熟为滋养体,通常会侵入结肠黏膜。
潜伏期	2~4周。
地区分布	全球,在卫生条件差的热带地区和发展中国家更常见。
描述	阿米巴病是一种广谱的腹泻疾病,范围从无症状携带者状态到出血性结肠炎和痢疾。血行播散可引起肠外疾病。
症状和体征	症状往往是逐渐出现的,包括发热、全身不适、腹痛、体重减轻和血性腹泻。侵袭性阿米巴虫可导致典型的烧瓶样结肠黏膜溃疡,很少形成酷似肿瘤的大肉芽肿团块(阿米巴肿)。中毒性巨结肠和穿孔是严重急性疾病的潜在并发症。继发于肝、脑或肺血行播散的侵入性肠外疾病也有可能发生。阿米巴肝脓肿是最常见的肠外表现,可引起发热、寒战、体重减轻和右上腹疼痛,并且脓肿可能不断扩大导致破裂。
诊断检测	显微镜下可以鉴别阿米巴原虫的包囊和(或)滋养体,但不能区分病理和非病理种类。粪便抗原和PCR检测可以明确诊断。血清学对阿米巴肝脓肿及肠外疾病的诊断有一定的帮助。肝脓肿的影像诊断包括CT、超声和(或)MRI。脓肿可经介入放射科抽吸,行镜检、抗原和(或)PCR检测。
治疗	无症状患者应接受治疗,以防止疾病进展和传播给他人。苯巴比妥药物,如巴龙霉素、双碘喹啉和二氯尼特,不易被肠壁吸收,但对根除包囊有效。轻中度阿米巴病可口服甲硝唑或替硝唑治疗,再用巴龙霉素或双碘喹啉杀死肠腔内的包囊。较严重的腹泻病及肠外疾病应静脉滴注甲硝唑或替硝唑,再用巴龙霉素或双碘喹啉杀死留置肠腔内的包囊。

第**3**章

儿童疾病

麻疹

病原体	麻疹病毒(MV)。
潜伏期	7~21 天,平均 10~14 天。
地区分布	全球。
描述	麻疹是一种传染性高、疫苗可预防的病毒性疾病,其症状有高热、咳嗽、鼻炎和结膜炎,随后出现斑丘疹。
症状和体征	经过 7~21 天的潜伏期,患者出现前驱症状,包括高热(高达 40℃)、乏力、结膜炎、鼻炎(流鼻涕)和咳嗽。柯氏斑是位于下颌第二磨牙对侧颊黏膜上的小的灰白色斑点,是麻疹的特异性体征,可能在病毒性红疹前 2~3 天出现。柯氏斑被描述为"红色背景上的盐粒"。在出现前驱症状 3~4 天(范围 1~7 天)后,患者进入麻疹的出疹期,以从头到脚并向外发展的红色斑丘疹为特征。皮疹持续 7 天,其消退顺序与出现顺序相同。皮疹消退后,患者进入恢复期,可能会持续轻微咳嗽 1~2 周。麻疹的并发症包括腹泻、中耳炎、肺炎、脑炎、癫痫和死亡。感染麻疹后可获得终身免疫。
诊断检测	可以检查血清 IgM 和 IgG 水平。IgM 在疾病的急性期升高,并持续升高 1~2 个月。PCR 可用于血清、尿液、口咽和鼻咽分泌物中 MV 的检测。
治疗与预防	支持治疗。麻疹可以通过接种疫苗来预防。
备注	柯氏斑是一种暂时的病毒性黏膜疹,是麻疹的特异性体征。发热一般是高热,通常持续 4 天左右,并伴有结膜炎、鼻炎和咳嗽。亚急性硬化性全脑炎是一种罕见和致命的中枢神经系统退行性疾病,发生在一些患者首次感染后 7~10 年。

流行性腮腺炎

别名	痄腮。
病原体	腮腺炎病毒。
潜伏期	12~25 天,平均 16~18 天。
地区分布	全球。
发病高峰	冬末春初,散发。
描述	流行性腮腺炎是一种可以通过疫苗预防的病毒性疾病,可引起腮腺炎。腮腺炎病毒在上呼吸道繁殖,通过唾液、口咽分泌物和飞沫传播。流行性腮腺炎患者具有传染性,应予以隔离,在腮腺炎发作后至少 5 天内采取飞沫防护措施。
症状和体征	在 12~25 天的潜伏期后,患者出现前驱症状,包括低热、头痛、不适、疲劳和肌痛,随后出现腮腺炎。腮腺肿胀通常是双侧的(75%),并在接下来的 72 小时内进展。腺体持续肿胀约 1 周。虽然大多数情况下腮腺炎是自限性的,但是可能出现并发症,包括睾丸炎、卵巢炎、不孕不育、胰腺炎、脑膜炎和(或)耳聋。
诊断检测	诊断通常基于病史和临床表现。血清学检查可显示 IgM 急性升高或恢复期 IgG 升高 4 倍。IgG 对以前接种过疫苗患者的诊断没有价值。利用 PCR,血清和颊/口腔拭子可以被用于检测流行性腮腺炎。
治疗与预防	治疗大多是支持性的。接种疫苗是预防流行性腮腺炎的最佳方法。

风疹

别名	德国麻疹、三日麻疹。
病原体	风疹病毒。
潜伏期	12~23 天,平均 14 天。
地区分布	全球。
描述	风疹是一种具有传染性且疫苗可预防的病毒性疾病,其特征为低热、淋巴结肿大和轻度的 3 天斑丘疹。
症状和体征	许多病例没有症状,儿童的疾病表现比成人轻。在 12~23 天的潜伏期后,患者出现低热、淋巴结肿大和轻度斑丘疹,斑丘疹从头到脚并向外发展。淋巴结肿大常累及耳后、枕下和颈后淋巴结。发热和淋巴结肿大可先于皮疹几天发生,也可同时发生。风疹的皮疹表现较麻疹弱,持续约 3 天;因此,"三日麻疹"一词应运而生。头痛、不适、结膜炎、鼻炎和咳嗽可能是前驱症状的一部分,常见于老年患者。高达 70% 的青少年和成年女性会出现持续数月的关节疼痛和关节炎。并发症在老年患者中更常见,可能包括血小板减少性紫癜和脑炎。在妊娠期间特别是在前 3 个月患风疹,会导致死产或出生缺陷。先天性风疹综合征会导致白内障、心脏缺陷和耳聋。
诊断检测	可检测血清 IgM 和 IgG 水平。IgM 在风疹的急性期升高,而 IgG 在恢复期上升 4 倍将证实最近感染。可利用 PCR 对口咽或鼻咽拭子和尿液进行检测。从两种来源获取样本将增加检测到病毒的可能性。
治疗与预防	支持治疗。风疹可以通过接种疫苗来预防。
备注	风疹和麻疹很相似,但有一些明显的不同。风疹的特征是低热、淋巴结肿大和皮疹。麻疹的特征是高热、咳嗽、鼻炎、结膜炎和皮疹。风疹的皮疹较淡(风疹:粉红色;麻疹:红色),持续时间较短(风疹:3 天;麻疹:7 天)。风疹是一种较温和的疾病,但在妊娠期间罹患风疹会引起先天性缺陷。约 20% 的风疹患者的硬腭上可见一种暂时性的红斑瘀点, 即 Forchheimer 斑。由于这些斑点也可以在麻疹和猩红热中看到,所以它们不是风疹的特异性体征。然而,在下颌第二磨牙对侧颊黏膜上的灰白色小斑点(柯氏斑),是麻疹的一种特征性黏膜疹。

传染性红斑

别名	第五病、掌掴脸、掌掴脸颊综合征。
病原体	人类细小病毒 B19。
潜伏期	4~14 天。
地区分布	全球。
发病高峰	冬末春初,多发于 5~15 岁儿童。
描述	传染性红斑是一种自限性、发热性、病毒性的疾病,产生一种特征性的"掌掴脸"面部皮疹,随后在躯干和四肢出现蕾丝状网状皮疹。患者在出疹之前最具传染性。
症状和体征	在 4~14 天的潜伏期后,大多数患者出现低热、不适、头痛和流涕的前驱症状。2~5 天后,"掌掴脸"状面部皮疹暴发,1~4 天后,在躯干和四肢出现蕾丝网状皮疹。皮疹会使皮肤瘙痒,在阳光照射下会恶化,但不累及手掌和脚底。皮疹通常持续 5~10 天,并可能在阳光、高温、劳累或压力下周期性出现。年龄稍大的儿童、青少年和成年人,特别是女性,可能会发展为手部、手腕、脚踝和膝盖的轻度多发性关节炎,可持续数周或在某些患者中转为慢性。
诊断检测	传染性红斑的诊断通常基于病史和临床表现。IgM/IgG 血清学检测和核酸检测均可,但它们应该应用于已知有暴露史的妊娠女性(有先天性缺陷风险)和免疫功能低下的患者。
治疗	支持治疗。布洛芬或对乙酰氨基酚用于发热、肌痛和关节痛的治疗。

幼儿急疹

别名	第六病、玫瑰疹。
病原体	人类疱疹病毒 6(HHV 6)是最常见的病因,也可由人类疱疹病毒 7(HHV 7)、肠道病毒或腺病毒引起。
潜伏期	5~15 天。
地区分布	全球。
发病高峰	全年都可发生,主要感染 2 岁以下儿童。
描述	幼儿急疹是一种急性病毒性疾病,其特征是 3~5 天的高热,随后退热,并出现压之褪色的斑疹或斑丘疹,皮疹的发展是离心性的。
症状和体征	经过潜伏期后,儿童会出现高热(高达 40℃),持续 3~5 天。在发热期,患儿可有些烦躁不安、乏力、厌食;然而,大多数儿童高热与轻度的症状和体征不相称。退热后 24 小时内,躯干出现压之褪色、非瘙痒性的斑疹或斑丘疹,随后蔓延至面部和四肢。幼儿急疹具有自限性,并发症少。婴儿偶尔可能会出现高热惊厥。
诊断检测	诊断通常基于病史和临床表现。
治疗	支持治疗。

水痘

别名	鸡痘。
病原体	水痘–带状疱疹病毒(VZV)。
潜伏期	10~21 天,平均 14~16 天。
地区分布	全球。
描述	水痘是一种传染性高、疫苗可预防的病毒性疾病,其特征是从头到脚发展的皮疹,并迅速从斑点和丘疹发展为水疱,然后结痂。
症状和体征	原发性感染发生在平均 14~16 天的潜伏期之后。前驱症状发生在特征性皮疹出现前 1~2 天,包括发热和乏力(多见于成人)。皮疹瘙痒,首先出现在头部、胸部和背部,然后扩散到四肢。在结痂之前,皮损迅速从斑点和丘疹发展为水疱。新的皮损发生在接下来的 3~4 天,大多数皮损在 1 周内结痂。痂在脱落前会持续约 2 周时间。水痘典型的特征是在不同阶段都有不同程度的皮损,这是水痘的临床诊断方法。水痘在幼童中往往是一种轻微的疾病,在青少年、成人和免疫功能低下者中可引起更严重的症状和并发症。并发症包括继发性皮肤细菌感染、肺炎和脑炎。患水痘的妊娠女性可将该感染传给胎儿或新生儿,分别引起先天性水痘综合征或新生儿水痘。
诊断检测	水痘通常是临床诊断。可以在妊娠女性中利用 PCR 检测水疱液,以诊断急性感染。
治疗与预防	支持治疗。炉甘石洗剂可以用来缓解损伤、止痒。阿昔洛韦对水痘肺炎和脑炎的治疗可能有一些益处。目前有预防原发性感染(水痘)和水痘–带状疱疹病毒再激活(带状疱疹)的疫苗。
备注	在一次接种疫苗后,一些接触到水痘–带状疱疹病毒野生毒株的患者可能会发展为轻度的水痘,称为"突破性水痘"。这些患者会有低热、不典型的皮疹,皮损较少,更不容易出现并发症。虽然"突破性水痘"可能在第二剂疫苗接种后发生,但这种情况很少见。

先天性和围生期感染

以下是 1995 年由 Ford-Jones 和 Kellner 在《儿科传染病杂志》上提出的用于先天性和围生期感染的"CHEAP TORCHES"记忆法。

C:水痘
(Chickenpox)

水痘可在子宫内、围生期或刚出生时传染给胎儿/婴儿。水痘在子宫内传播，特别是在妊娠早期(<20 周)，可导致先天性水痘综合征(CVS)。该综合征的特征是一种或多种异常，包括低出生体重、四肢发育不全、眼部缺陷、神经系统缺陷(智力发育迟缓、小头畸形、脑积水)和(或)皮肤瘢痕。新生儿水痘是一种早期感染，与出生缺陷无关，可在妊娠后期通过胎盘传播，或在出生后不久通过暴露于母体呼吸道飞沫而发生。

H:肝炎
(Hepatitis)

妊娠期间母体感染乙型病毒性肝炎(乙肝)和丙型病毒性肝炎(丙肝)都是令人担忧的，无论是通过阴道分娩还是通过剖宫产，乙肝和丙肝都可能传染给胎儿。如果母体有急性感染或慢性感染，并且是 e 抗原阳性(HBeAg+，缺乏对 e 抗原的抗体)，更容易传播乙肝。母体患有乙肝时，婴儿应在出生后数小时内接受乙肝免疫球蛋白和第一剂乙肝疫苗，以减少感染的可能性。在分娩过程中感染乙肝病毒的婴儿发展为慢性感染的可能性更高（约90%）。患有慢性丙肝的女性有 4%的机会将病毒传染给她们的孩子。

E:肠道病毒
(Enterovirus)

非脊髓灰质炎肠道病毒感染非常常见，特别是在夏秋季节。在分娩前不久被感染的母体可能会将病毒传给婴儿。受感染的婴儿很可能会有轻微的疾病表现。根据 CDC 的研究结果，没有明确的证据表明妊娠期间的感染会增加流产、死产或先天缺陷的风险。

A:获得性免
疫缺陷综合征
(AIDS)

人类免疫缺陷病毒(HIV)的传播可能发生在妊娠、分娩或哺乳的任何时间。妊娠期间母体接受抗反转录病毒疗法(ART)之前，病毒传播给婴儿的风险>90%。传播风险由几个因素决定，包括母体的病毒载量以及是否使用产前或产时抗反转录病毒药物。CDC 建议，妊娠女性应在妊娠早期尽早开始抗反转录病毒疗法，并且婴儿至少持续服药到出生后 4~6 周。妊娠期间未接受产时抗反转录病毒治疗且 HIV 阳性时，婴儿应在出生后数小时内开始接受抗反转录病毒预防性治疗。女性在妊娠期间和分娩后进行适当的治疗，HIV 传播的风险可以降低到<1%。

P:人类细小
病毒 B-19
(Parvovirus
B-19)

人类细小病毒 B-19 引起传染性红斑(掌掴脸);幸运的是，大多数女性在妊娠前是有免疫力的。妊娠期间的感染可导致严重的胎儿再生障碍性贫血，并引起并发症(胎儿水肿)而导致流产。

T：弓形虫病 （Toxoplas- mosis）	弓形虫病是一种由刚地弓形虫（Toxoplasma gondii）引起的寄生性原虫感染，在有免疫力的患者中可导致无症状或轻度流感样疾病。刚地弓形虫可以在宿主体内保持不活跃状态，并在人体免疫系统受损时被重新激活。如果母体在妊娠前或妊娠期间感染弓形虫，则弓形虫病会传给胎儿。

母体患弓形虫病可导致自然流产、死产或先天性感染。先天性感染的严重程度从轻微到严重不等，也可能要到胎儿出生后一段时间才会出现症状。典型的先天性弓形虫病三联征包括脉络膜视网膜炎、脑积水和颅内钙化。出生后一段时间才显现的先天性弓形虫病包括脉络膜视网膜炎（可能导致失明）、智力迟钝和（或）癫痫。

为防止妊娠期间感染弓形虫病，建议孕妇不要清理猫砂，只喂干猫粮或罐装猫粮，让猫待在室内，在妊娠前或妊娠期间不要养新的猫或小猫。猫砂盒应每天清理，因为猫粪便中的弓形虫需要 1~5 天才具有感染性。在接触生肉、沙子和土壤后，应该用肥皂和水正确洗手。

O：其他 （Other）	这是一种为了帮助记忆的笼统用语，包括：B 组链球菌（GBS）、李斯特菌（Listeria）、莱姆病（Lyme）和寨卡病毒（Zika）。"其他"组中的疾病可能会随着时间的推移而增加。
B 组链球菌 （Group B Strep, GBS）	GBS 是一种可以在分娩时传给胎儿的细菌。由于 25%女性的生殖道携带 GBS（携带者），CDC 建议妊娠 35~37 周的女性进行 GBS 常规筛查。检测呈阳性或 GBS 感染状态不明的女性在分娩期间接受静脉注射抗生素治疗，以减少传染给胎儿的风险。在分娩期间感染 GBS 的胎儿可能会生病，并发展为肺炎、败血症和（或）脑膜炎。
李斯特菌 （Listeria）	妊娠女性比普通人群感染李斯特菌的风险更高，特别是在妊娠晚期。感染可表现为流感样症状，并可导致流产或早产。约 20%的围生期李斯特菌感染将导致死产或新生儿死亡。新生儿感染可引起败血症、脑膜炎和（或）肉芽肿性婴儿败血症。妊娠期间应避免的食物包括肉酱、未发酵的奶酪、生牛奶、未洗净的水果和蔬菜。
莱姆病 （Lyme Disease）	CDC 报告称，妊娠期间未经治疗的莱姆病可能会潜在地导致大脑、神经、脊髓和心脏缺陷。强烈建议在妊娠期间避免接触蜱虫，并对妊娠女性进行早期治疗。由于多西环素在妊娠期是禁用的，对青霉素过敏的患者可使用阿莫西林或头孢呋辛治疗。
寨卡病毒 （Zika）	CDC 报告称，妊娠期间感染寨卡病毒可能会导致先天性寨卡综合征，这是一种出生缺陷，包括小头畸形、大脑发育减退和智力发育迟缓、眼部异常、马蹄内翻足和（或）出生时肌肉张力增强。

R：风疹 **(Rubella)**	先天性风疹综合征(CRS)的特征是耳聋、白内障和先天性心脏病[肺动脉狭窄和(或)动脉导管未闭]三联征。婴儿也可能有"蓝莓松饼"样的皮疹，表明存在骨髓外造血。如果母体在妊娠的前两个阶段感染风疹，则婴儿患CRS的风险最高。
C：巨细胞病毒 **(Cytomegal-** **ovirus)**	如果母体有活动性感染，巨细胞病毒(CMV)可以通过胎盘传给胎儿。CDC已经认识到大多数先天性巨细胞病毒感染是无症状和(或)不会造成任何长期后果的。然而，巨细胞病毒可能导致自然流产或死产。先天性巨细胞病毒感染的体征包括早产、低出生体重、小头畸形、癫痫、智力发育迟缓、听力和(或)视力丧失。听力损失可能在出生时就出现，也可能在出生后一段时间表现出来。
H：疱疹 **(Herpes)**	先天性单纯疱疹病毒(HSV)感染可导致小头畸形、脑积水、脉络膜视网膜炎和皮肤损害。新生儿疱疹通常在出生时通过宫颈无症状的病毒脱落而感染，可引起局部皮肤感染、脑膜炎或播散性感染。对于感染的新生儿，应静脉注射阿昔洛韦来治疗。
E：所有性传播 **疾病** **(Everything** **Sexually** **Transmitted)**	这是另一种帮助记忆的笼统用语。如果有胎膜早破，淋病和衣原体感染都可以通过阴道分娩或剖宫产传染给婴儿。这两种感染的典型表现为结膜炎（新生儿眼炎）。出生后2~5天出现脓性结膜分泌物是淋病的典型表现，而在出生后5~14天排出更加水性的(最终发展为脓性的)分泌物是衣原体感染的典型表现。红霉素眼膏可用于预防婴儿淋病性结膜炎，但对衣原体性结膜炎无效。出生时感染的淋病也可导致婴儿咽、尿道、肛门和(或)阴道感染，以及表现为败血症、脑膜炎和(或)关节炎的播散性感染。出生时感染的衣原体可导致新生儿肺炎。
S：梅毒 **(Syphilis)**	先天性梅毒发生在妊娠期间，当梅毒螺旋体通过胎盘传给胎儿时，可导致早产、低出生体重、流产、先天性感染、死产或新生儿死亡。母体将梅毒传给胎儿的可能性在一期和二期梅毒时最高，在三期梅毒时最低。CDC报告称，未治疗梅毒的妊娠女性发生死产或新生儿死亡的风险接近40%。在患有先天性梅毒的儿童中，该病可分为早期先天性梅毒(2岁前确诊)和晚期先天性梅毒(2岁后确诊)。 早期先天性梅毒表现为黄疸、肝脾大、淋巴结肿大、鼻炎(鼻塞)、特征性斑丘疹和X线检查显示的长骨异常。晚期先天性梅毒可表现为锯齿状上切牙(哈钦森齿)、口周裂(皲裂)、间质性角膜炎、耳聋、额隆起、鞍鼻畸形、上颌骨短和下颌骨突出、小腿前弯(佩刀胫)、膝关节炎(克拉顿关节)。哈钦森三联征包括耳聋、哈钦森齿和间质性角膜炎。患有先天性梅毒的儿童应该用青霉素治疗。

百日咳

病原体	百日咳杆菌。
潜伏期	4~21 天,平均 5~10 天。
地区分布	全球。
描述	百日咳是一种传染性高、疫苗可预防的细菌性疾病,可引起典型的三联征:迁延性咳嗽综合征、吸气性吼声、咳嗽后呕吐。
症状和体征	百日咳分为三个阶段。卡他期表现与大多数上呼吸道感染相似,有流涕、喷嚏、低热和轻微咳嗽。这些症状持续 7~10 天,直到咳嗽逐渐加重。痉咳期的特征是间歇性或阵发性咳嗽,典型的吸气性吼声和咳嗽后呕吐。咳嗽发作多在夜间,前几周发作频率增加,后几周频率保持不变,然后逐渐减少。并发症包括疲劳、肋骨骨折、结膜下出血、肺炎、发绀、儿童窒息。痉咳期持续 1~6 周,有时长达 10 周。恢复期是一个逐渐恢复的阶段,伴随更少的发作次数和更短的持续时间。这个阶段持续 7~10 天,但可长达 21 天。随后的上呼吸道感染可在百日咳痊愈数月后引发阵发性咳嗽。
诊断检测	可通过鼻咽拭子获得患者样本,以进行细菌培养和 PCR 检测。细菌培养和 PCR 样本可在开始咳嗽时立即获得,如果在出现症状的前 2 周(细菌培养)或前 4 周(PCR)获得样本,可得到准确的结果。在开始咳嗽后 2~8 周可获得血清学检查结果,对后期的疾病表现更有价值。
治疗与预防	如果在卡他期开始使用阿奇霉素、克拉霉素、红霉素或甲氧苄啶/磺胺甲噁唑(TMP/SMX)治疗,对根除鼻腔携带的细菌有效(减少传播的可能性),并可减少症状的持续时间。这种疾病可以通过接种疫苗预防,但由于随着年龄的增长免疫力会下降,美国免疫实践咨询委员会建议对 15~65 岁的患者至少强化接种一次破伤风–白喉–无细胞性百日咳(Tdap)疫苗。在某些人群中,抗生素可用于预防暴露后百日咳的发生。

手足口病

病原体	单链 RNA 肠道病毒:柯萨奇病毒 A16 型和肠道病毒 A71 型。
潜伏期	3~6 天。
地区分布	全球。
发病高峰	春季至秋季,日托中心和小学偶尔暴发疫情。
描述	手足口病(HFMD)是一种自限性的发热性病毒性口腔黏膜疹,伴有手足丘疹、斑丘疹或水疱性皮疹。该病最常见于<10 岁的儿童,多数病例发生在<5 岁的儿童中。
症状和体征	手足口病的典型表现为持续 1~3 天的低热、头痛和不适,随后出现口腔黏膜疹,伴有手足丘疹、斑丘疹或水疱性皮疹。皮疹有时可累及下肢和臀部。口腔内的溃疡可能会导致喂养不良和易激惹。这种疾病是自限性的,往往在 7~10 天后就会痊愈。手足口病感染 4~8 周后,部分儿童可发生手指甲和足趾甲脱落。
诊断检测	手足口病的临床诊断通常基于病史、症状和特征性检查结果。
治疗	支持治疗。"神奇漱口水"由等量的氢氧化镁液体和苯海拉明液体组成,快速漱口有助于控制口腔疼痛。根据体重使用不同剂量的布洛芬有助于控制疼痛和发热。冰棒有助于提高食物经口腔摄入量,减少口腔疼痛。
预防	洗手。肠道病毒往往通过粪口途径传播。手足口病可经口鼻分泌物和粪口途径传播。

毛细支气管炎

病原体	呼吸道合胞病毒(RSV)是最常见的病因。其他病毒包括人偏肺病毒、流感病毒、副流感病毒、腺病毒、冠状病毒和鼻病毒。
潜伏期	3~5 天。
地区分布	全球。
发病高峰	冬季。
描述	毛细支气管炎是一种急性病毒性下呼吸道感染,最常见的病因是呼吸道合胞病毒,多发生于<2 岁的儿童。毛细支气管炎的高发人群是 3~6 月龄的婴儿,它是<1 岁儿童住院的最常见原因。患严重疾病的风险较高的婴儿包括早产儿、低出生体重儿和先天性心脏缺陷儿。
症状和体征	呼吸道合胞病毒能影响儿童和成人,通常表现为典型的病毒性上呼吸道感染,成人可能出现喘息。在幼儿中,毛细支气管炎最初表现为流涕,几天后发展到下呼吸道感染。小气道(细支气管)的炎症会引起咳嗽、喘息和干啰音。严重疾病的特征有嗜睡、喂养不良、呼吸急促、鼻翼翕动、回缩、缺氧、发绀、窒息和呼吸衰竭。<4 周龄的婴儿,以及较小的、低出生体重的早产儿患中枢性呼吸暂停的风险更高。症状往往在 7~10 天后消失。
诊断检测	诊断通常基于病史和临床表现。胸部 X 线检查可显示双肺过度充气和支气管袖套征。对于急性细支气管炎,鼻咽拭子可用于获取 PCR 检测的样本。IgM/IgG 血清学检查阳性,但对于急性患者的诊断价值有限。
治疗	治疗大多是支持性的。管理和处置是基于患者的年龄、既往病史、窒息的危险因素、疾病的严重程度。鼻腔抽吸有助于清除分泌物。补充氧气和使用支气管扩张剂是有益的。类固醇激素、抗生素和(或)利巴韦林未被证实有益处。如出现不易察觉的失水和经口摄入水量减少,静脉输液可能有必要。

川崎病

别名	黏膜皮肤淋巴结综合征。
病原体	未知——可能是病毒或自身免疫。
潜伏期	未知。
地区分布	全球,日本和东亚国家的发病率最高。东亚国家儿童和居住在世界各地的太平洋岛后裔受影响的程度比白种人更大。
描述	川崎病是一种发热性儿童疾病,其特征为中等动脉血管炎、黏膜皮肤组织炎症和淋巴结肿大。
症状和体征	川崎病开始时有易怒和高热的症状,对传统的退热药没有反应。儿童接下来可能会出现双侧结膜炎和口腔黏膜炎症,包括嘴唇红肿干裂、发炎的"草莓舌"和(或)口咽红斑。皮疹通常发生在发热后 1~2 天,具有多种形态,可表现为红斑、斑疹、斑丘疹、脱皮或靶样表现,常累及躯干和四肢。手足红斑和水肿是最后出现的症状。甲周脱皮可发生在疾病的恢复期。淋巴结肿大的发生仅限于颈前淋巴结。如果不治疗,该病会在 10~12 天内痊愈。冠状动脉瘤可随疾病的消退发生于未经治疗的患者,因此早期诊断和静脉注射免疫球蛋白(IVIG)治疗是至关重要的。
诊断检测	实验室检查结果显示 C-反应蛋白(CRP)和皮肤红斑剂量(SED)升高、白细胞增多伴核左移(中性粒细胞增多)、血小板增多、正细胞性贫血。 川崎富作建立的诊断标准要求:发热持续时间>5 天和满足以下 5 个标准中的 4 个:①双边结膜充血;②多形性的皮疹;③颈部淋巴结肿大,至少有一个淋巴结直径>15mm;④草莓舌、干裂的嘴唇、咽部充血;⑤手或足红斑、水肿、甲周脱皮。
治疗	IVIG 是标准的治疗方法,最好在 7~10 天内开始,以减少冠状动脉动脉瘤发生的可能性。使用大剂量的阿司匹林治疗,并随着时间的推移逐渐减少剂量,仍然是一些治疗方案的一部分。
备注	川崎病的诊断标准可以用以下的助记法来记忆:发热>5 天加"CRASH":结膜炎(Conjunctivitis)、皮疹(Rash)、淋巴结肿大(Adenopathy)、"草莓舌"(Strawberry tongue)、手和足(Hands and Feet)。

格鲁布性喉头炎

别名	咽喉气管支气管炎。
病原体	单链 RNA 副流感病毒是最常见的病原体。其他病原体包括流感病毒、呼吸道合胞病毒、人偏肺病毒、腺病毒和鼻病毒。
潜伏期	2~6 天。
地区分布	全球。
发病高峰	秋冬季。最常见于 6 个月至 3 岁的儿童,在 2 岁时发病率最高。
描述	格鲁布性喉头炎是上呼吸道的一种病毒感染,可引起喘鸣、声音嘶哑和典型的海豹样吠声,通常在夜间加重。
症状和体征	在出现声音嘶哑、喘鸣和海豹样吠声之前,通常伴有几天的全身不适、流涕和低热的前驱症状。韦斯特利-格鲁布评分根据 5 个标准对疾病的严重程度进行分类:胸壁收缩、喘鸣、发绀、意识水平和呼吸状态。幸运的是,大多数病例是轻微的,可以通过门诊或伴随整夜观察来控制。大多数患者的症状通常在 3~7 天内消失。
诊断检测	格鲁布性喉头炎的临床诊断往往基于病史、症状和特征性检查结果。颈椎前后软组织 X 线片可能会显示"尖塔征",即气管上部逐渐变细,类似于教堂尖塔。敏锐的临床医生需要在鉴别诊断时考虑会厌炎(流涎和高热)和细菌性气管炎(中毒表现和高热)。
治疗	支持治疗。雾化治疗可能有助于为儿童提供镇静作用。每 20 分钟喷一次肾上腺素,可减少上呼吸道水肿和喘鸣。口服糖皮质激素(地塞米松)在给药后 6 小时内起效,可减少肾上腺素雾化治疗频率,缩短急诊/住院时间。

第**4**章

蜱媒疾病

蜱媒疾病和媒介蜱

莱姆病
- 病原体:伯氏疏螺旋体。
- 媒介:肩突硬蜱(鹿蜱)、太平洋硬蜱(西方黑腿蜱虫)、蓖籽硬蜱(羊蜱)、全沟硬蜱(泰加蜱)。
- 地区:北美洲、欧亚大陆。
- 症状:发热、全身不适、肌痛、游走性红斑皮疹、神经疾病、心脏疾病、关节炎。
- 治疗:多西环素、阿莫西林、头孢曲松钠。

回归热
- 病原体:赫姆斯疏螺旋体、帕克疏螺旋体、杜通疏螺旋体、宫本疏螺旋体。
- 媒介:钝缘蜱种(软体蜱虫)。
- 地区:非洲、西班牙、中东、美国西部和加拿大。
- 症状:反复发热、头痛、肌痛、咳嗽、皮疹。
- 治疗:多西环素、四环素、红霉素。

落基山斑疹热
- 病原体:立氏立克次体。
- 媒介:变异革蜱(犬蜱)、安氏革蜱(落基山林蜱)。
- 地区:美国。
- 症状:头痛、发热、肌痛、皮疹。
- 治疗:多西环素、四环素。

人单核细胞埃立克体病(HME)
- 病原体:查菲埃立克体。
- 媒介:美洲花蜱(孤星蜱虫)、变异革蜱(犬蜱)。
- 地区:北美中南部和东部。
- 症状:头痛、肌痛、疲劳、皮疹(不常见)。
- 治疗:多西环素、米诺环素、利福平。

边虫病(HGA)
- 病原体:嗜吞噬细胞无形体。
- 媒介:肩突硬蜱(鹿蜱)、太平洋硬蜱(黑腿蜱虫)、蓖籽硬蜱(羊蜱)、全沟硬蜱(泰加蜱)、长角血蜱(牛蜱)。
- 地区:北美洲的北纬地区、欧洲和亚洲。
- 症状:头痛、肌痛、疲劳、皮疹(罕见)。
- 治疗:多西环素、米诺环素、利福平。

兔热病
- 病原体:土拉热弗朗西斯菌。
- 宿主:兔子、海狸、麝鼠。
- 媒介:变异革蜱(犬蜱)、安氏革蜱(落基山林蜱)。
- 地区:欧亚大陆。
- 症状:发热、全身不适、淋巴结病、皮肤溃疡。
- 治疗:多西环素、环丙沙星、链霉素、庆大霉素、氯霉素。

蜱媒脑炎	• 病原体:蜱传脑炎病毒(TBEV)。
	• 媒介:肩突硬蜱(鹿蜱)、蓖籽硬蜱(羊蜱)、全沟硬蜱(泰加蜱)。
	• 地区:欧洲、北亚。
	• 症状:脑膜炎、脑炎、脑膜脑炎。
	• 治疗:支持治疗、TBEV 疫苗。
科罗拉多蜱热	• 病原体:科罗拉多蜱热病毒(CTFV)。
	• 媒介:安氏革蜱(落基山林蜱)。
	• 地区:美国西部。
	• 症状:疾病分为两个阶段。最初发热、发冷、头痛、全身不适、肌痛、恶心,呕吐、脾大、皮疹。在第二阶段,症状加剧。
	• 治疗:支持治疗。
克里米亚-刚果出血热	• 病原体:克里米亚-刚果出血热病毒(CCHFV)。
	• 媒介:边缘璃眼蜱、血红扇头蜱。
	• 地区:非洲、南欧、南亚。
	• 症状:流感样症状、精神状态改变(AMS)、瘀斑、鼻出血、恶心、呕吐、黑便、休克和弥散性血管内凝血(DIC)。75%的患者会出血,该病死亡率为30%。
	• 治疗:支持治疗、疫苗、利巴韦林。
巴贝西虫病	• 病原体:微小巴贝斯虫、邓肯巴贝斯虫。
	• 媒介:肩突硬蜱(鹿蜱)、太平洋硬蜱(黑腿蜱虫)、蓖籽硬蜱(羊蜱)。
	• 地区:美国东北部各州和中西部北部、太平洋西北部和欧洲部分地区。
	• 症状:流感样症状、全身不适、头痛、全身不适、发热。可能发生溶血性贫血和血小板减少。
	• 治疗:阿托伐醌和阿奇霉素或克林霉素和奎宁。
蜱瘫痪	• 致病物:神经毒素。
	• 媒介:变异革蜱(犬蜱)、安氏革蜱(落基山林蜱)。
	• 地区:美国。
	• 症状:上行性麻痹,从下肢开始,蔓延到躯干和四肢,深层腱反射减弱和共济失调。如果不及时治疗,可能会导致呼吸衰竭。
	• 治疗:清除蜱虫可迅速减轻症状。

落基山斑疹热

别名	RMSF、蓝病、黑麻疹。
病原体	美国立克次体。
媒介	美国：美国犬蜱(变异革蜱)、落基山林蜱(安氏革蜱)、褐犬蜱(血蜱)。 中美洲和南美洲：卡延花蜱(卡延钝眼蜱)。雌蜱经子代传播将感染传播到卵中。
宿主	小林地动物、家养的狗和猫、鹿。
潜伏期	2~14 天。
地区分布	美国的北大西洋和中南部地区、北美洲、中美洲、南美洲。
发病高峰	春末夏初。
描述	RMSF 是一种蜱传的人畜共患疾病，由立克次体(一种革兰阴性细胞内细菌)引起。在蜱虫附着后的 6~10 小时内会发生传染性病原体的传播。
症状和体征	轻症患者有发热、全身不适、肌痛、恶心、呕吐、头痛、关节痛、皮疹等。RMSF 的特征性皮疹是向心"向内"蔓延的黄斑疹，始于手腕、前臂和足踝，向内向躯干蔓延。多达 80% 的患者累及手掌和脚掌。重症患者可出现皮肤坏死、手指坏疽、急性呼吸窘迫综合征、肺水肿、恶心、呕吐、腹痛、腹泻、意识模糊、急性肾衰竭、脑膜脑炎、共济失调、失明、视网膜出血、视盘水肿、弥散性血管内凝血、黄疸、横纹肌溶解、肝大、昏迷、循环休克、死亡。
诊断检测	对于有发热、皮疹和蜱虫接触/叮咬史的患者，应考虑该疾病。化验结果显示低钠血症、血小板减少、肝酶升高、胆红素升高和尿素氮升高。通过间接免疫荧光法进行血清学检测，检测到立克次体 IgG 抗体升高了 4 倍；具有交叉吸收的蛋白质印迹；血液、皮肤活检、痂活检或拭子中立克次体核酸的 PCR 检测；皮肤活检中立克次疟原虫的免疫组化检测。
治疗	多西环素 100mg，2 次/天，持续 7~10 天。氯霉素可作为妊娠期的替代药物，但有广泛的副作用，需要血液监测。
备注	通过避免接触蜱虫并及早清除附着的蜱虫来预防。早期治疗可改善预后并预防严重并发症或后遗症。严重的感染见于男性、酗酒者、老年人、非裔美国人、免疫功能低下者和 G6PD 缺乏症患者。无皮疹的发热可发生于老年人和非裔美国人。

莱姆病

别名	莱姆疏螺旋体病。
病原体	北美伯氏疏螺旋体;欧洲阿氏疏螺旋体和伽氏疏螺旋体。
媒介	美国东部的鹿蜱(肩突硬蜱)、美国西部的黑腿蜱虫(太平洋硬蜱)、欧洲的羊蜱(蓖籽硬蜱)、亚洲部分地区的泰加蜱(全沟硬蜱)。
宿主	白足鼠。
潜伏期	3~30 天。
地区分布	北美洲、欧洲和亚洲的北纬地区。
发病高峰	春季至秋季,夏季为高峰期,与蜱若虫期的活动一致。若虫比成虫更容易传播莱姆病。
描述	莱姆病是一种由蜱传播的螺旋体人畜共患病,可能影响皮肤、关节、神经系统和心脏。该病分为 3 个感染阶段:早期局部感染、早期播散期和晚期播散期。
症状和体征	早期局限性感染的特征是圆形、向外扩张的牛眼皮疹,称为移动性红斑(EM),发生在 70%~80% 的患者中。可能出现或延迟出现流感样症状,包括疲劳、全身不适、头痛、肌痛和发热。早期弥散的感染发生在初始 EM 病变的几天到几周内,并且可以呈现为多个 EM 区域。在几个月内,患者可能会出现神经系统症状,包括面瘫(可能是双侧性麻痹)、光敏性、多发性神经病、眩晕、共济失调、失眠、记忆力减退、精神病、脑膜炎和脑炎。也可以出现心脏症状,包括心肌心包炎和心脏传导阻滞。晚期播散性感染以慢性关节炎和关节积液为特征,通常累及膝关节。
诊断检测	在 BSS 培养基中进行的 EM 皮肤病变活检伯氏疏螺旋体培养;可以进行 IgM 和 IgG 血清学抗体检测,但在疾病早期使用有限。
治疗	早期感染:多西环素 100mg,每天口服 2 次;阿莫西林 500mg,每天口服 3 次;头孢呋辛 500mg,每天口服 2 次,共 14~21 天。心脏、神经系统或关节受累的治疗:头孢曲松 2g 静脉注射,每天 1 次,持续 28 天。根据疾病的严重程度,治疗方案可能有所不同。
备注	通过避免接触蜱虫并及早清除附着的蜱虫来预防。除非蜱虫附着超过了 24 小时甚至 36 小时,否则很少发生传播。早期治疗可改善预后并预防严重并发症或后遗症。当被蜱虫叮咬后,72 小时内服用 200mg 多西环素,即可预防莱姆病。多发性 EM 表明有螺旋体感染,而不是蜱虫多次叮咬。可同时感染小巴贝虫。莱姆病是美国最常见的病媒感染,在美国东北部和中西部北部非常常见。

埃立克体病

别名	人单核细胞埃立克体病(HME)。
病原体	查菲埃立克体、伊氏埃立克体(不常见)。
媒介	孤星蜱(美洲钝蜱)、犬蜱/木蜱(变异革蜱)。
宿主	白尾鹿(维基尼亚鹿)。
潜伏期	7~14 天。
地区分布	北美中南部和东部。
发病高峰	春夏季。
描述	HME 是一种蜱传立克次体人畜共患病,由影响单核细胞的专性细胞内细菌引起。
症状和体征	许多病例是无症状的。轻度疾病会出现发热、寒战、头痛、全身不适、肌痛、恶心、呕吐、腹泻、结膜炎和皮疹。与 HGA 不同,皮疹发生在约 30% 的成人和多达 60% 的 HME 儿童中。在严重疾病中,可发生败血性休克样综合征、呼吸窘迫、脑膜脑炎、肾衰竭和死亡。严重疾病更常见于免疫抑制、HIV 阳性、老年患者或无脾患者。
诊断检测	实验室检查发现白细胞减少、血小板减少、贫血、肝酶升高和乳酸脱氢酶升高。免疫荧光法检测血清中查菲埃立克体抗体上升 4 倍;通过 PCR 检测血液或脑脊液中的细菌 DNA;外周血涂片检查单核细胞中的桑椹胚。
治疗	多西环素 100mg,2 次/天,持续 10 天。
备注	通过避免接触蜱虫并及早清除附着的蜱虫来预防。诊断通常基于病史和临床怀疑。考虑对出现发热、白细胞增多、血小板减少、肝酶异常、乳酸脱氢酶升高和蜱虫叮咬史的患者的诊断。早期治疗可改善预后并预防严重并发症或后遗症。治疗反应预计将在 48 小时内出现,3 天内未出现反应表明感染了不同的病原体。据 CDC 和美国儿科学会称,多西环素适用于任何年龄的儿童。该病可与立克次体合并感染。

无形体病

别名	人粒细胞无形体病(HGA)。
病原体	嗜吞噬细胞无形体。
媒介	美国东部的鹿蜱(肩突硬蜱)、美国西部的黑腿蜱虫(太平洋硬蜱属)、欧洲的羊蜱(蓖籽硬蜱)、亚洲部分地区的泰加蜱(全沟硬蜱)、中国的牛蜱(长角血蜱)。
宿主	白足鼠、白尾鹿(维基尼亚鹿)、马鹿、狍以及松鼠、田鼠、林鼠等多种小型哺乳动物。
潜伏期	7~14天。
地区分布	北美洲、欧洲和亚洲的北纬地区。
发病高峰	春夏季。
描述	HGA是一种蜱传立克次体人畜共患病,由一种专性细胞内细菌引起,影响粒细胞,特别是中性粒细胞。
症状和体征	许多病例是无症状的。有症状时,约2/3的患者出现发热、寒战、全身不适、头痛、恶心、呕吐、腹泻、咳嗽、关节痛、颈强直和肌痛。在HGA中出现皮疹是很罕见的。1/3的患者可能患有严重疾病,包括呼吸功能不全、感染性休克样疾病、横纹肌溶解、肾衰竭、脑膜脑炎、出血,以及可导致死亡的机会性病毒和真菌感染。严重疾病更常见于免疫抑制、HIV、老年患者或无脾患者。
诊断检测	实验室检测会发现白细胞减少、血小板减少、贫血、肝酶升高、乳酸脱氢酶升高。外周血涂片检查循环中性粒细胞桑椹胚;PCR检测血液中细菌DNA;血清学检测抗嗜吞噬细胞无形体IgG抗体上升4倍。
治疗	多西环素100mg,2次/天,共10天;利福平已成功用于儿童和妊娠期间。
备注	通过避免接触蜱虫并及早清除附着的蜱虫来预防。诊断通常基于病史和临床怀疑。对出现发热、白细胞增多、血小板减少、肝酶异常、乳酸脱氢酶升高和有蜱虫叮咬史的患者,应考虑诊断。早期治疗可改善预后并预防严重并发症或后遗症。可同时感染伯氏疏螺旋体或小巴贝虫。

巴贝西虫病

别名	南塔克特热、得克萨斯牛热、红水热、蜱虫热。
病原体	微小巴贝虫、邓氏巴贝西虫、分歧焦虫。
媒介	欧洲鹿蜱(肩突硬蜱)、黑腿蜱虫(太平洋硬蜱)、羊蜱(蓖籽硬蜱)。
宿主	白足鼠、鼩鼱、花栗鼠、浣熊、白尾鹿。
潜伏期	1~6 周。
地区分布	美国东北部和中西部北部(微小巴贝虫)、太平洋西北部(邓氏巴贝西虫)、欧洲部分地区(分歧焦虫)。
发病高峰	5~9 月。根据蜱若虫期的活跃程度,初春至夏初为初始感染期。由于潜伏期为 1~6 周,50% 的病例发生在 7 月,25% 的病例发生在 8 月。成年蜱虫可能在夏末或初秋引起感染。
描述	巴贝斯虫病是一种蜱传原虫的人畜共患病,导致宿主红细胞溶解。这种疾病可以从轻微到严重,症状类似疟疾。
症状和体征	轻症:虚弱、疲劳、全身不适、发热、寒战、盗汗、头痛、肌痛、厌食、咳嗽、关节痛、恶心、呕吐、腹泻、颈部僵硬、溶血性贫血。严重疾病:急性呼吸窘迫综合征(ARDS)、心力衰竭(CHF)、弥散性血管内凝血(DIC)、肝衰竭、脾梗死和破裂、肾损伤。可能会导致昏迷和死亡。
诊断检测	实验室检查显示溶血性贫血、肝酶升高、胆红素升高、血小板减少和白细胞减少。吉姆萨染色外周血涂片检查红细胞中环形滋养体或马耳他十字形裂殖子四分体;通过 PCR 血清学检测 IgM 和 IgG 抗体来检测 18S rRNA 寄生虫基因。
治疗	轻度疾病:阿托伐醌加阿奇霉素治疗 7~10 天。严重疾病:克林霉素加奎宁 7~10 天,但复发可达 6 周。对于严重贫血和高寄生虫载量患者,应考虑换血。
备注	通过避免接触蜱虫并及早清除附着的蜱虫来预防。早期治疗可改善预后并预防严重并发症或后遗症。可与伯氏疏螺旋体或无质嗜吞噬细胞菌合并感染。它可以通过输血和胎盘传播。免疫抑制、无脾和年龄>50 岁的患者发生严重疾病的风险增加。分歧焦虫、奥氏巴贝虫、B. venatori、二联巴贝虫更常与各种动物相关,但人类感染也可能发生,不过很罕见。

兔热病

别名	兔子热、鹿蝇热。
病原体	土拉热弗朗西斯菌。
媒介	美国犬蜱/森林蜱(变异革蜱)、落基山林蜱(安氏革蜱)、欧洲孤星蜱蚊(变种革蜱)、鹿蝇(蝶蛹);欧洲的蚊子。
宿主	兔形类:兔子、野兔和鼠兔;水生啮齿动物:海狸和麝鼠。
潜伏期	1~14 天,平均 3~5 天。
地区分布	全球——主要在北半球。
发病高峰	4~10 月,由于蜱虫的生活习性,6 月和 7 月是高峰期。
描述	兔热病是一种与兔子相关的革兰阴性人畜共患细菌性疾病,表现为 6 种临床变异之一。它通过蜱虫或鹿蝇叮咬或接触受感染的宿主动物传播。
症状和体征	腺性溃疡:昆虫咬伤或动物损伤暴露部位的疼痛性皮肤溃疡,并伴有局部压痛淋巴结病。淋巴结可能化脓。 腺体:无证据的局部淋巴结病或复发的溃疡。 口咽:以发热和咽痛为主,伴有颈椎病、咽前淋巴结病和咽后淋巴结病。恶心、呕吐和腹泻都可能发生。感染来源与摄入受污染的水或未煮熟的受污染动物肉有关。 肺:以发热、呼吸困难和肺炎为主,由直接吸入气溶胶细菌或血行播散引起。 眼腺:常为单侧,由结膜接触细菌引起。症状包括结膜炎和耳前淋巴结病。 伤寒:发热性疾病,无淋巴结肿大。症状可能包括发热、寒战、全身不适、厌食、头痛、肌痛、恶心、呕吐、腹泻和腹痛。病情进展可导致脑膜脑炎、肝脾大、胆管炎、肝炎、肝脓肿、肠坏死、休克、肾衰竭、横纹肌溶解、肺炎和死亡。
诊断检测	拭子或刮擦皮肤病变,淋巴结抽吸物或活组织检查,咽部冲洗液,痰液或胃抽吸物的标本可用于培养、免疫染色和 PCR 检测。可以追踪急性和恢复期的血清滴度。
治疗	轻症可口服多西环素 100mg 或环丙沙星 500mg,2 次/天,共 14 天。中度至重度疾病需应用链霉素或庆大霉素,有脑膜炎时需加用多西环素或氯霉素。

克里米亚-刚果出血热

别名	刚果出血热(CCHFV)。
媒介	蜱类:璃眼蜱;在屠宰时被动物的血液感染;蜱。
宿主	许多野生和家养动物,包括牛、山羊、绵羊、野兔和鸵鸟。
潜伏期	蜱虫叮咬:1~3 天;接触受感染血液:5~6 天。
地区分布	非洲、巴尔干半岛、东欧、中东和亚洲。
发病高峰	3~5 月,第二个高峰在 8~10 月。
描述	CCHF 是一种蜱传人畜共患病毒性出血热, 在屠宰家畜时, 通过璃眼蜱和(或)接触受感染血液传播。人与人之间的传播可能通过接触受感染的血液或手术器械。
症状和体征	潜伏期过后,有 3 天的出血前期,表现为突然出现面部潮红、全身不适、肌痛、头晕、腹泻、恶心、呕吐、头痛、高热、背痛、关节痛、胃痛、结膜炎、咽炎和上腭瘀点。接下来是出血性阶段,在第 3~5 天出现,持续 2 周。出血期的特征为牙龈出血、瘀斑、鼻出血、黏膜出血、呕血、黑便、血尿、咯血和腹肌血肿。女性可能会有阴道和子宫出血。可出现肝脾大、大面积肝坏死、出血性肺炎、心血管疾病、情绪和感觉改变、多系统器官衰竭、脑出血、休克,并在发病第 5~14 天死亡。死亡率平均为 30%,范围为 5%~80%。
诊断检测	PCR、IgM 和 IgG 抗体的血清学检测以及细胞培养物中的病毒复苏。
治疗	支持治疗。利巴韦林和血小板输血可能有用。恢复缓慢。
备注	蜱既可以作为媒介,也可以作为宿主。牲畜是这种疾病的宿主,一旦感染,牧民和屠夫就会面临感染的风险,特别是通过接触受感染的动物血液而感染。

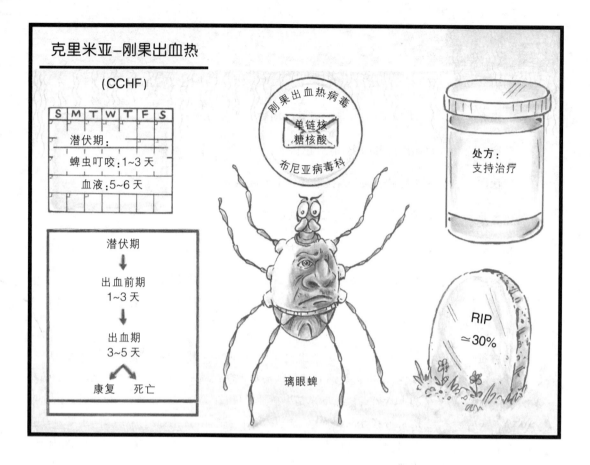

克里米亚–刚果出血热

(CCHF)

S	M	T	W	T	F	S
潜伏期:						
蜱虫叮咬:1~3 天						
血液:5~6 天						

潜伏期
↓
出血前期
1~3 天
↓
出血期
3~5 天
↘ ↗
康复 死亡

刚果出血热病毒
单链核
糖核酸
布尼亚病毒科

璃眼蜱

处方:
支持治疗

RIP
≈30%

科罗拉多蜱传热

别名	山林蜱热、美国蜱热。
病原体	科罗拉多蜱传热病毒、科罗拉多蜱病毒。
媒介	落基山林蜱(安氏革蜱)。
宿主	小型哺乳动物:豪猪、地松鼠、花栗鼠。
潜伏期	1~14 天,平均 3~5 天。
地区分布	美国落基山脉地区,海拔 4000~10 000 英尺(1219~3048m)岩石裸露处。在欧洲和中国也有发现。
发病高峰	3~9 月,6 月达到高峰。
描述	科罗拉多蜱传热是一种由蜱传播的病毒性人畜共患病,感染红细胞,其特征是流感样症状和鞍形热模式。
症状和体征	鞍形(双峰)发热模式,最初 3 天出现突然发热、寒战、头痛、咽炎、眶后疼痛、畏光、结膜炎、肌痛、全身不适、腹痛、脾大、恶心、呕吐、腹泻和皮疹;症状缓解 1~3 天,然后是第二个 2 天的阶段,高热、症状加重、全身无力、嗜睡、无菌性脑膜炎、脑炎和出血热。很少引起心肌炎、心包炎、肺炎和肝炎。儿童有因出血性休克、脑膜脑炎或弥散性血管内凝血而死亡的危险。症状通常在 1 周内完全缓解。
诊断检测	实验室检查发现白细胞减少,血小板减少,肝酶升高。在感染的前几天,对血液或脑脊液的 PCR 检测是诊断性的,而在症状出现后的前 2 周血清学检查通常为阴性。
治疗	支持治疗。由于瑞氏综合征的风险增加,应避免给儿童服用阿司匹林;因血小板减少引起的出血风险,也应减少给儿童使用非甾体抗炎药。
备注	通过避免接触蜱虫并及早清除附着的蜱虫来预防。必须使用手套和镊子靠近蜱虫头部来清除,并用肥皂和水清洗伤口。即使短时间的蜱虫附着也可以发生感染。可以通过输血传播。宫内传播可导致流产和先天性畸形。病毒血症可持续长达 4 个月。

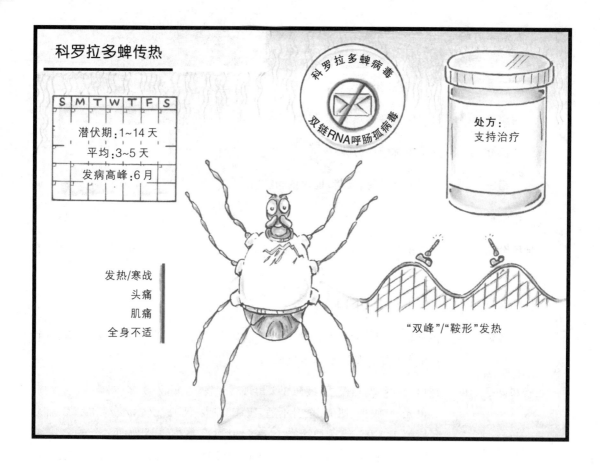

科罗拉多蜱传热

S	M	T	W	T	F	S
		潜伏期:1~14 天				
		平均:3~5 天				
		发病高峰:6 月				

科罗拉多蜱病毒

双链RNA呼肠孤病毒

处方:
支持治疗

发热/寒战
头痛
肌痛
全身不适

"双峰"/"鞍形"发热

第 **5** 章

蠕　虫

第 **1** 节 线 虫

蛔虫病

病原体	似蚓蛔线虫。
生活史	未成熟的虫卵随粪便进入土壤中,经过 2~4 周的胚细胞发育后才具有感染性。人因不正确的洗手方式和较差的卫生条件,或食用未洗净的蔬菜而摄入具有感染性的虫卵,特别是食用了使用人类粪便作为肥料的蔬菜。这些虫卵一旦被摄入,就会在小肠内孵出幼虫,然后侵入肠黏膜,通过肝门和体循环系统进入肺部。一旦到达肺部,幼虫会在 2 周内成熟并穿透肺泡壁。成熟的幼虫被咳出支气管树(到达咽部),随后被吞下。一旦被吞入,它们会迁移到小肠,并在那里发育为成虫。整个周期需要 2~3 个月,幼虫一旦发育为成虫则可以存活 1~2 年。成年雌虫每天产卵约 200 000 个。
地区分布	全球。主要流行于卫生条件较差的欠发达热带国家,包括亚洲、西太平洋、南美洲和非洲的部分地区。
说明	蛔虫病是一种由于误食被粪便污染的土壤、水或蔬菜中的感染性蛔虫卵所引起的人类线虫感染。蛔虫是寄生于人类肠道最大的人体线虫,在儿童中更为常见。
症状和体征	除了重症病例,大多数感染是无症状的。该病早期可出现气短、咳嗽和发热,随后出现腹痛、恶心和腹泻。重症病例感染早期可出现嗜酸性粒细胞肺炎(吕弗勒综合征)。患有慢性感染的儿童可有蛋白质、脂肪、维生素 A 和碘吸收不良,从而导致营养不良和生长发育迟缓。个别虫体可迁移到胆总管、胆囊、胰管和阑尾,并引起阻塞而出现器官特异性症状。大量虫体堆积可能导致小肠阻塞,需要手术切除。
诊断检测	实验室检查结果可能提示嗜酸性粒细胞增多。3 张粪便样本直接涂片以识别虫卵。
治疗	甲苯达唑、阿苯达唑或伊维菌素是有效的治疗选择。
预防	良好的环境卫生和个人卫生。
备注	蛔虫虫卵非常耐寒,可以存活 5~6 年,特别是在潮湿、温暖、阴凉的土壤中。由于虫卵的耐寒性和雌虫每天大量产卵导致这种疾病的患病率很高。

丝虫病

丝虫病是一种由蚊子和黑蝇叮咬传播的丝状线虫引起的复杂寄生虫病。丝虫病根据其占据的体腔可分为三大类。

淋巴丝虫病　象皮肿,淋巴丝虫病的一种严重表现,由班氏吴策线虫、马来布鲁线虫和帝汶布鲁线虫中的一种引起。这些线虫可通过蚊子的叮咬传播,主要包括按蚊、库蚊和伊蚊。病媒蚊虫的大量叮咬会导致严重病例。该病的特征性表现继发于淋巴管阻塞,包括上下肢以及男性生殖器区域的淋巴水肿。治疗:乙胺嗪和多西环素。

皮下丝虫病　罗阿丝虫病是由罗阿罗阿线虫(一种眼部蠕虫)引起的,由斑虻属的雌性日食性马蝇或鹿蝇传播。这种疾病在西非很常见并且通常没有症状,除非有很大的虫体负担。葫芦肿是局部的瘙痒性血管性水肿,与虫体的迁移有关。罗阿丝虫因可以迁移到眼结膜并被发现而得名。治疗:乙胺嗪,前往流行地区的旅行者可每周服用此药作为化学预防。也可使用阿苯达唑进行治疗。罗阿丝虫是一种独特的丝状蠕虫,因其不含沃尔巴克体共生细菌。

盘尾丝虫病或河盲症是由旋盘尾线虫引起的,并经雌性日食性黑蝇传播。该病常见于西非、东非、阿拉伯半岛和南美洲。它以特殊的急性和慢性皮肤表现为特征,并且是导致感染性失明的第二常见原因。治疗:伊维菌素和多西环素。

链尾丝虫病由链尾曼森线虫引起,由蠓传播。它常见于中非热带雨林,通常无症状。瘙痒和皮炎是主要症状,将皮肤活检组织进行培养后可发现微丝蚴。治疗:乙胺嗪或伊维菌素。

浆液腔丝虫病　曼森线虫属的两种成员被认为生活在人体更深的组织中,包括人类的胸膜腔和腹膜腔。大多数感染是无症状的。奥氏曼森丝虫分布在南美洲北部和中美洲。其引起的症状包括瘙痒、头痛、乏力、发热、关节痛和肺部表现。治疗:伊维菌素。常现曼森丝虫分布在撒哈拉以南非洲和美洲中、南部的部分地区。其引起的症状包括瘙痒、头痛、乏力、发热和关节痛。考虑到耐药性,其治疗具有挑战性,包括使用多西环素和阿苯达唑。

盘尾丝虫病

别名	河盲症。
病原体	旋盘尾线虫。
生活史	这种疾病通过雌性蚋的叮咬从受感染者传播给其他人。蚋在白天吸食,微丝蚴也在这时迁移到受感染者皮肤。在吸血过程中,感染性微丝蚴被蚋吸入并迁移至肠道和胸肌内。幼虫将在接下来的 1 周发育成熟并迁移到蚋的下唇。在蚋下一次吸血时,幼虫被传递给下一个宿主,进入宿主的皮下组织并在接下来的 6~12 个月发育成熟。一旦成熟,雄虫和雌虫便可交配,每天约产生 1000 个微丝蚴。这些微丝蚴会在白天迁移到皮肤上,待蚋叮咬后再次循环它们的生命周期。
地区分布	西非、东非、阿拉伯半岛、南美洲。
描述	盘尾丝虫病是一种由皮下丝虫引起的人体线虫感染,通过白昼吸血的蚋叮咬传播。
症状和体征	常见不同程度的皮肤变化,以急性和慢性丘疹性皮炎(盘状皮炎)、皮肤萎缩(蜥蜴皮)、脱色(豹皮)和苔藓化(大象皮)为特征。瘙痒是常见的。角膜(眼)受累包括点状角膜炎,可导致瘢痕和失明。
诊断检测	根据流行地区患者的临床体征和症状可发现疑似病例。裂隙灯检查可见眼内微丝蚴。皮肤活检组织在生理盐水作用下可引出微丝蚴以确诊。
治疗	单纯盘尾丝虫病:伊维菌素加强力霉素。如果同时感染淋巴丝虫病或罗阿丝虫病,应先用伊维菌素治疗盘尾丝虫病,然后用乙胺嗪(DEC)治疗。
预防	伊维菌素大规模治疗和防虫措施在一些地区得到了良好的应用。
备注	该病是感染致盲的第二大常见原因。伊维菌素能有效杀死宿主体内的蠕虫,而多西环素则能杀死蠕虫体内的一种共生细菌(沃尔巴克体)。

蛲虫病

病原体	蠕形住肠线虫。
生活史	雌虫多在夜间将虫卵产在肛周区域。肛周瘙痒可导致自身感染和(或)虫卵可通过被污染的指甲、密切接触、气溶胶或床上用品传染给他人。虫卵一旦被摄入将会在十二指肠内孵出幼虫,并在结肠内发育成熟。成年雄虫和雌虫在回肠末端、盲肠和阑尾区域交配。雄虫通常死于盲肠并随粪便排出。雌虫迁移到肛周区域产卵,随后死亡。生命周期就这样完成了! 每只雌虫平均可产 10 000 个虫卵。
地区分布	全球。蛲虫病是美国和西欧最常见的蠕虫感染。
描述	蛲虫病是一种由于摄入被感染者肛门周围的蛲虫卵所污染的食物中,而导致的人类线虫感染。肛门瘙痒和抓挠有助于传播。该病常见于 5~10 岁的儿童。
症状和体征	大多数感染没有症状。肛门瘙痒是最常见的症状,夜间更加严重。
诊断检测	"透明胶纸法"或棉签拭子法发现虫卵存在可用于确诊。检测时,在肛门周围的几个点上放上胶带或棉签,可收集能被显微镜观察到的虫卵。样本应在几天内多次采集,最好是早晨排便前进行。虫卵无色透明,豆状,大小为 $(50{\sim}60)\mu m\times(20{\sim}30)\mu m$。
治疗	阿苯达唑、甲苯达唑或双羟萘酸噻嘧啶是有效的治疗药物。至少需要两轮治疗,间隔两周,因为药物只能杀死成虫而不能杀死虫卵。
预防	保持卫生、勤洗手、勤剪指甲和养成良好的卫生习惯。
备注	人类是唯一可被感染的动物,但家养宠物的皮毛上可能携带有虫卵。雌虫将卵带到肛周区域,将它们暴露在富氧环境中。虫卵可以存活 3 周。

钩虫病

病原体	美洲板口线虫、十二指肠钩口线虫。
生活史	该疾病是由于暴露于受粪便污染的土壤而感染的。丝状蚴成熟后通过暴露的皮肤进入体内,通常是足部。之后随血液迁移到肺部,随后被咳出(到咽部)和吞下。幼虫穿过小肠黏膜,并在小肠内发育成熟和繁殖。成年美洲板口线虫可存活 5 年,而十二指肠钩口线虫只能存活约 6 个月。产生的卵(杆状蚴)随粪便排出。未成熟的幼虫被排出体外并发育为丝状蚴感染他人。虽然这两种丝状蚴都可以通过穿透皮肤感染人类,但十二指肠钩口线虫还可通过食入导致感染。
地区分布	全球,但现在在美国不常见。美洲板口线虫:南美洲、北美洲、撒哈拉以南非洲、东南亚、中国。十二指肠钩口线虫:中东、北非、印度。维持钩虫生存的地区需要 127~152cm 的年降雨量。
描述	钩虫病是一种人类胃肠道的线虫感染,可引起肠道炎症,从而导致缺铁性贫血和蛋白质缺乏。
症状和体征	轻度感染通常无症状。急性感染可表现为"地痒疹"和胃肠道症状,包括恶心、呕吐和腹泻。慢性感染可表现为继发于虫体吸食血液的铁和蛋白质缺乏。
诊断检测	实验室检查可发现嗜酸性粒细胞增多和小细胞性贫血。一系列粪便样本具有诊断价值。应该注意的是,这两个物种的虫卵是无法区分的。
治疗	有效的治疗药物包括阿苯达唑、甲苯达唑或噻嘧啶。治疗贫血时需使用铁补充剂。
预防	良好的环境卫生和个人卫生,避免赤脚在土壤中行走。
备注	嗜酸性粒细胞增多很常见。慢性感染可对妊娠女性产生深远影响,并导致幼儿发育迟缓。钩虫病是海地的一种地方病,至少影响了 25% 的农村人口。如果有兴趣到海地做志愿者,可访问海地卫生局网址: www.medicalstudentmissions.org

鞭虫病

病原体	毛首鞭形线虫。
生活史	未成熟的虫卵通过粪便传播到土壤中，经过 2~4 周的发育才具有感染性。如果洗手操作不规范和卫生条件不佳，或者食用未洗净的蔬菜，特别是使用人类粪便作为肥料的蔬菜，人就可能摄入具有感染性的虫卵。一旦摄入，虫卵会在小肠内孵化出幼虫，2~3 个月后幼虫在体内发育成熟，随后迁移至盲肠和升结肠并附着在此；每只雌虫每天排出 7000~20 000 个卵，这些卵只有在温暖潮湿的土壤中经过 2~4 周的发育后才具有感染性。
地区分布	热带气候地区。
描述	鞭虫病是一种由摄入来自被粪便污染的土壤、水、蔬菜中的含幼虫的感染期卵引起的人类线虫感染。
症状和体征	大多数感染是无症状的，除非有严重的虫体负担。中度感染会引起稀便和夜间排便。严重的感染会使虫体蔓延到直肠，导致直肠脱垂或结肠炎。
诊断检测	实验室检测结果可显示嗜酸性粒细胞增多。需 3 份粪便样本以识别虫卵。
治疗	甲苯达唑、阿苯达唑和伊维菌素是有效的治疗药物。
预防	良好的环境卫生和个人卫生。
备注	与蛔虫病合并感染并不罕见，因为这两种蠕虫有相似的地理分布和感染模式。

旋毛虫病

别名	毛线虫病。
病原体	旋毛形线虫。
生活史	人类通常是由于摄入含有旋毛虫囊包的未煮熟的猪肉或熊肉而感染该病。这些囊包在胃酸的作用下释放出幼虫,幼虫随后钻进小肠黏膜并在这里发育成熟和繁殖。1 周后,成年雌虫产生新的幼虫,这些幼虫随血流感染横纹肌组织并形成新的囊包。成虫通常在宿主胃肠道中存活 4~6 周后死亡并随粪便排出。同时,被包裹的幼虫可以在肌肉组织中存活多年,当食用被感染的肉时,幼虫的生命周期会自动重复。人类是最终的宿主。包括老鼠、狐狸、野猪和猫在内的其他动物也会感染。在饲养的猪当中,当它们被喂食污染了的碎肉、发生同类相食或食用被感染的啮齿动物时,这种生命周期就会延续下去。
地区分布	全球。该病在美国并不常见。
描述	旋毛虫病是一种人体胃肠道的线虫感染,寄生虫的幼虫最终在肌肉组织形成囊包。症状的严重程度基于摄入的囊包数量。
症状和体征	轻度感染通常无症状或症状轻微。严重感染见于摄入含有大量囊包的肉后,表现为两个不同的阶段。肠道期:感染后 2~7 天就开始出现症状,这与幼虫钻入胃肠道黏膜有关。症状包括腹痛、恶心、呕吐和腹泻。肌肉期:这些症状通常发生在感染 10 天后,而且更为严重。症状表现为新形成的幼虫感染肌肉组织,出现发热、严重的肌肉疼痛、肿胀、虚弱、眶周水肿和裂片形出血。心肌炎很少发生,但却是最常见的致死原因。膈肌囊包的形成可能会影响呼吸。
诊断检测	实验室结果可显示白细胞、嗜酸性粒细胞增多和肌酸磷酸激酶(CPK)升高。ELISA 检测可用于检测旋毛虫 IgG 抗体,通过肌肉活检可最终确诊。嗜酸性粒细胞增多与疾病严重程度无关。
治疗	阿苯达唑或甲苯达唑联合泼尼松口服对治疗有效。
预防	美国农业部建议,猪肉烹饪时内部温度要达到 77℃,以确保消灭任何潜在的旋毛虫囊包。

麦地那龙线虫病

别名 几内亚蠕虫病。

病原体 麦地那龙线虫。

生活史 该病是由于饮用了含有桡足类动物或"水蚤"的未过滤水而感染的,这些媒介生物体内含有具有传染性的成熟幼虫。桡足类动物在被人体摄入后死亡并释放出幼虫,然后幼虫穿透肠壁,在腹腔和腹膜后存活。虫体经3个月发育成熟,交配,然后雄虫死亡。雌虫在交配1年后开始从皮下组织迁移到下肢。一旦到达下肢远端,虫体就会向体表移动,形成丘疹,最终溃烂,虫体从伤口伸出并产卵。这种溃疡让人疼痛难忍,感染者倾向于将受感染的肢体浸入水中控制疼痛。一旦接触到水,虫体就会伸出来并释放出幼虫。然后,小桡足类动物吞食幼虫,这些幼虫在桡足类动物体内进一步发育。当人类摄入被感染的桡足类动物时,这个生命周期就会重复。

地区分布 非洲。然而,由于卡特基金会的努力,全球消灭麦地那龙线虫的工作已基本完成。

描述 麦地那龙线虫病是一种感染人类和狗以下肢疼痛性溃疡为特征的线虫病,当感染的肢体与水接触时成虫可释放幼虫。

症状和体征 初次感染无症状。约1年后,妊娠的雌虫在向远端迁移时会引起下肢疼痛(火蛇)。在穿透皮肤之前,会形成严重疼痛的丘疹,最终形成溃疡。丘疹的形成可伴随有恶心、呕吐、腹泻和发热。

诊断检测 诊断主要依据临床症状,没有专门的诊断测试。一旦出现疼痛的小溃疡,将下肢浸入冷水中,虫体就会显露出来。

治疗 一旦蠕虫显露出来,将其末端缠绕在一根小树枝或一块纱布上。在接下来的几天、几周或几个月里按摩皮肤,慢慢转动树枝,把更多的虫体抽出来,小心不要把虫子弄破。局部使用抗生素可防止重叠感染。

预防 使用合适的细布或生物砂过滤器过滤水,除去桡足类动物,也可以通过煮沸水实现。可将替美福司这样的杀虫剂添加到水源中来杀死水蚤和桡足类动物。

要点 雄性蠕虫死亡后会被宿主吸收。雌性蠕虫很长,可达2mm宽,60~100cm长。在除虫的过程中必须小心,避免弄断虫子,因为残留的虫体可能会腐烂并引起周围皮肤的坏死。这些困扰了人类几个世纪的蠕虫几乎已经被消灭了。在埃及木乃伊中曾发现过这类蠕虫,一些人推测阿斯克勒庇俄斯的拐杖可能代表了缠绕在一根小棍子上的麦地那龙线虫。

皮肤幼虫移形症

别名	匍行疹、沙虫、水管工痒、地痒疹。
病原体	巴西钩口线虫。
生活史	该病是由钩虫的丝状蚴穿透皮肤引起的,通常感染狗和猫。钩虫虫卵由被感染的狗或猫排出到沙土中,2 周后发育成具有感染性的丝状蚴。如果狗或猫被感染,丝状蚴可以穿透其皮肤并迁移到更深的组织中。对人类而言,这些特殊的幼虫缺乏必要的酶来穿透基底膜进入更深的真皮层,不能完成它们的生命周期。
地区分布	全球,在东南亚、非洲、南美洲、美国东南部和加勒比海的热带和亚热带国家更常见。
描述	皮肤幼虫移行症是一种由钩口科幼虫引起的、偶发的、浅表的人体线虫感染。
症状和体征	患者下肢会出现红色和强烈瘙痒的匍行痕迹,瘙痒可引起继发性细菌感染。这种感染呈自限性,口服抗蠕虫药可以迅速减轻症状。
诊断检测	实验室检查结果可见嗜酸性粒细胞增多。诊断通常依据临床病史和典型的表现。
治疗	伊维菌素和阿苯达唑是有效的治疗选择。
预防	穿拖鞋,给猫狗驱虫,妥善处理宠物粪便。
备注	"地痒疹"也可以见于人类钩虫和粪类圆线虫感染。粪类圆线虫感染的皮肤表现被称为肛周匍行疹,并因其迁移快速、累及肛周和宽带荨麻疹而得以区分。

粪类圆线虫病

病原体	粪类圆线虫。
生活史	该病是因暴露于被粪便污染的土壤而感染的。丝状蚴成熟后通过暴露的皮肤(通常是足部)进入体内,由此随血流迁移到肺部,被咳出(到咽部)并吞下。幼虫穿透十二指肠和空肠黏膜并在此成熟和繁殖。成虫寿命可达5年。产生的卵(杆状蚴)随粪便排出。当幼虫在胃肠道发育成熟并穿透结肠或肛门附近黏膜时,就会发生自体感染。未成熟的幼虫被排出后发育为成熟丝状蚴以感染其他人。
地区分布	世界上卫生条件较差的热带和亚热带地区;越南、柬埔寨、老挝、非洲部分地区、巴西和美洲中部。
描述	粪类圆线虫病是一种寄生于人体胃肠道的线虫感染。
症状和体征	大多数免疫功能正常的成年人无症状。皮肤症状包括感染部位瘙痒、烧灼感、水肿和炎症。肺部症状包括咳嗽、呼吸困难、咯血和吕弗勒样综合征。胃肠道症状包括上腹痛、恶心、呕吐和腹泻。超度感染综合征:免疫功能低下的患者可能会发生自身感染并进展为严重的虫体负担,可出现发热、极度恶心、呕吐、腹痛和肺部症状等表现,导致多系统器官衰竭、败血症、休克和死亡。
诊断检测	鉴定粪便样本中的杆状蚴。通常需要3个粪便样本和专门的技术(如琼脂平板法),来提高灵敏度。采用琼脂平板法时用粪便接种平板,孵育2天。幼虫会从粪便中迁移出来,在沿途留下痕迹。如果为阴性,则可以实施细绳检测:患者吞下系在一根长绳子上的胶囊,取出后,检测绳子上是否有幼虫。IgM/IgG血清学结果也可用于诊断。
治疗	伊维菌素是首选治疗药物。阿苯达唑可以作为替代药物使用,但效果较差。对于超度感染者,需要在15天后重复治疗。
预防	良好的环境卫生和个人卫生,勤洗手。
备注	嗜酸性粒细胞增多很常见。

第 **2** 节　绦虫

猪带绦虫和囊尾蚴虫病

病原体	猪带绦虫。
生活史	猪带绦虫病是由食用含有囊尾蚴的"米猪肉"而感染的。一旦进入人的肠道,包囊孵化、释放原头蚴,其附着在肠壁上成为成年绦虫的头(头节)。雌雄同体的成节从头节上形成、成熟、妊娠、产卵,最终脱离绦虫。分解下来的节片将卵释放到排泄的粪便中。猪吃掉被污染的人类粪便,虫卵则在猪的胃肠道中孵化,然后幼虫进入横纹肌,形成囊尾蚴。人类可以作为中间宿主,如果他们食用被粪便污染的食物或自体内感染的猪带绦虫卵,囊虫可能在人类肌肉或脑组织(脑囊虫病)中发育,导致更严重的囊虫病。
地区分布	全球范围内。常见于人类与猪有密切接触并食用未煮熟猪肉的地区:中南美国家、印度和亚洲。
描述	猪带绦虫病是一种人消化道的绦虫感染,通常没有症状。囊虫病是一种更为严重的感染,其特征是在大脑、眼睛和(或)横纹肌中形成包囊。
症状和体征	猪带绦虫通常没有症状。严重的寄生虫负担可能导致恶心、腹部不适和全身不适。囊尾蚴病可持续无症状数年,直到包囊退化并激活宿主的免疫系统。脑囊尾蚴病可表现为精神状态改变、癫痫发作或脑积水相关的症状,如头痛、恶心和视力模糊。
诊断检测	连续的粪便样本发现虫卵可以诊断绦虫,血清学检测可以作为有用的辅助。CT 或 MRI 神经影像是评价和诊断脑囊尾蚴病的必要手段。
治疗	绦虫:吡喹酮或氯硝柳胺是有效的治疗选择。 囊虫病:阿苯达唑联合吡喹酮和类固醇、单用阿苯达唑、阿苯达唑联合类固醇治疗。
预防	环境卫生和良好的个人卫生,采取适当的烹饪猪肉方法和(或)将猪肉冷冻到–15°C 至少 20 天。腌制猪肉不会杀死猪囊尾蚴。
备注	人类是猪带绦虫的唯一最终宿主,猪或人类是中间宿主。虫体的平均长度为 2~8m,头节上有钩,寿命长达数年,产下的卵可在环境中存活约 2 个月。

广泛的鱼类绦虫病

病原体	阔节裂头绦虫。
生活史	食用受感染的未煮熟的鱼可感染阔节鱼绦虫病。一旦被吞下,原尾蚴就会发育为成虫并附着在小肠的内壁上。虫体是雌雄同体,为无性生殖。孕节成熟后会将虫卵释放到粪便中。未成熟的虫卵在淡水中发育成胚胎并孵出钩球蚴。这些钩球蚴被小甲壳类动物/桡足类动物(第一中间宿主)吞食后发育成原尾蚴幼虫。桡足类随后被小鱼如鰷鱼(第二中间宿主)吞食,原尾蚴感染鱼并发育成裂头蚴幼虫。这些小鱼很多都被大型食肉鱼吃掉了。人类(最终宿主)因摄入未煮熟的小鱼或较大的食肉鱼(最常见)而感染。一旦进入人体,裂头蚴就会发育成成虫,再次重复这个周期。
地区分布	全球。常见于欧洲、俄罗斯、日本。
描述	阔节鱼绦虫是一种寄生于人类胃肠道的绦虫感染,通常无症状。这种疾病是通过食用生的或未煮熟的鱼而感染的。常见的食物有寿司、生鱼片和腌鱼。
症状和体征	常无症状。严重的寄生虫负担可能导致恶心、呕吐、腹部不适、腹泻和全身不适。因为虫体会吸收宿主摄入的大部分维生素 B_{12}——蠕虫基本上会将其偷走,所以经过多年的感染,人类宿主可能会患上维生素 B_{12} 缺乏性巨幼细胞性贫血。
诊断检测	从多个粪便样本检获虫卵和节片可诊断。长期感染可引起维生素 B_{12} 缺乏有关的贫血,严重时可出现神经系统症状。
治疗	吡喹酮和氯硝柳胺是有效的治疗选择。治疗贫血可能需要补充维生素 B_{12}。
预防	避免进食未煮熟的鱼。
备注	阔节裂头绦虫平均长度为 10~25m,是能感染人类的最大绦虫。它们的身体有一个独特的头节,头节上有两个用来连接肠壁的吸槽,颈部细长,以及宽度显著大于长度的节片。犬科动物、猫科动物和熊类也可以作为最终宿主。

牛带绦虫病

病原体	肥胖带绦虫。
生活史	牛带绦虫病是由食用生的或未煮熟的含有囊尾蚴的牛肉而感染的。一旦进入人的肠道,包囊孵化,释放出的原尾蚴附着在肠壁上成为成年绦虫的头(头节)。雌雄同体的节片从头节上形成、成熟、妊娠、产卵,最终脱离绦虫。分解下来的节片将卵释放到排泄的粪便中。受污染的人类粪便被牛吞食,虫卵在牛的胃肠道中孵化,然后幼虫寻找横纹肌、肝脏和(或)肺组织形成囊尾蚴。与猪肉绦虫不同,人类不能成为牛肉绦虫的中间宿主。
地区分布	全球。常见于中南美洲、欧洲、非洲和亚洲。
描述	牛带绦虫是一种人消化道的绦虫感染,患者通常没有症状。
症状和体征	常无症状。严重的寄生虫负担可能导致恶心、腹部不适和全身不适。
诊断检测	多次粪便样本观察到虫卵可以诊断绦虫。带绦虫(牛带绦虫和猪带绦虫)的虫卵在形态上无法区分,但它们的节片在显微镜下有不同的外观。墨汁染色会突出显示节片上的卵巢和睾丸。
治疗	吡喹酮和氯硝柳胺是有效的治疗选择。
预防	环境卫生和良好的个人卫生,适当的烹饪牛肉的方法和(或)将牛肉冷冻足够长的时间以杀死囊尾蚴。
备注	人类是肥胖带绦虫的唯一最终宿主,牛是中间宿主。虫体平均长度为4~12m,但它们可能更大。牛带绦虫比猪带绦虫大,它们的头节有4个吸盘,没有钩。虫体可以存活数年,产下的卵在环境中可以存活约2个月。

棘球蚴病

别名	犬绦虫、囊型包虫病(CE)、泡型包虫病(AE)。
病原体	细粒棘球蚴(CE)、多房棘球蚴(AE)。
生活史	细粒棘球绦虫引起囊型棘球蚴病;成熟的成虫在终宿主(狗)中释放感染性虫卵,这些卵被偶然宿主(人类)或中间宿主(绵羊、牛、山羊、马、骆驼、猪)吞食。多房棘球蚴引起泡型棘球蚴病;在终宿主(狐狸、土狼)体内的成熟成虫释放感染性虫卵,这些卵会被偶然宿主(人类)或中间宿主(啮齿动物)吞食。
地区分布	细粒棘球绦虫:中南美洲、中东。多房棘球蚴:北美、中国西部、俄罗斯。
描述	棘球蚴病是一种人类偶然感染的绦虫病,由误食来自最终宿主粪便的感染性虫卵引起。
症状和体征	囊型棘球蚴病:最初感染是无症状的,可能几十年都不会引起症状。包囊通常是单一地只影响一个器官,最常见的是肝脏(50%~70%)或肺(20%~30%)。包囊也可发生在中枢神经系统、肾脏和骨。随着时间的推移,包囊会扩大,在各自的器官系统中引起疼痛和症状。许多患者在其一生中都没有症状,只是在尸体解剖时偶然发现了疾病。包囊破裂可能引起过敏反应。泡型棘球蚴病:绝大多数包囊(>99%)是肝性和有症状的。症状不明显,包括疲劳、全身不适和肝包囊增大引起的右上腹疼痛。如果不治疗,死亡率会很高。
诊断检测	诊断性影像可以用来定位和显示包囊,包括 CT、MRI 和超声。经囊肿检测后,血清学检查可明确诊断。ELISA 检测抗体的血清学比检测抗原的血清学更敏感。
治疗	治疗方案包括观察、化疗、手术或穿刺-抽吸-注射-再抽吸(PAIR)。PAIR 法联合阿苯达唑是治疗由细粒棘球蚴引起的单发肝囊肿的推荐方法。手术是目前治疗多房棘球蚴唯一有效的方法。
预防	环境卫生和良好的个人卫生。
备注	将不同的中间宿主和最终宿主联系起来,注意牧牛犬和牧羊犬,以及吃啮齿动物的狐狸和土狼。

短膜壳绦虫病

病原体	微小薄膜绦虫。
生活史	这种疾病是通过食用作为中间宿主的已感染的昆虫(甲虫和粉虫)或直接摄入被污染的土壤、食物或水中的虫卵而感染。摄入的虫卵释放六钩蚴,六钩蚴穿透肠绒毛形成囊尾蚴幼虫。这些幼虫随后发育成成年绦虫并附着在回肠的内壁上。虫卵产生后被释放到排泄的粪便中。由于虫卵在没有进一步发育的情况下也具有传染性,因此可以发生自体感染。短膜壳绦虫是独特的,因为它可以在人类体内完成它的整个生命周期,或者在作为中间宿主的小型节肢动物的帮助下完成生命周期。
地区分布	在世界范围内。常见于埃及、苏丹、泰国、印度和南美洲。
描述	短膜壳绦虫病是一种人类胃肠道感染性疾病,通常是无症状的。
症状和体征	常无症状。显著感染在儿童中更常见,可表现为恶心、腹泻、腹痛和肛门瘙痒。
诊断检测	多次粪便样本观察到虫卵可以诊断。
治疗	吡喹酮和氯硝柳胺是有效的治疗选择。
预防	环境卫生和良好的个人卫生。
备注	嗜酸性粒细胞是常见的。慢性感染可对妊娠女性产生远期影响,并导致幼儿发育迟缓。吃被感染的甲虫或粉虫(中间宿主)的啮齿动物也可以成为这种寄生虫的终宿主。

第 **3** 节 扁形虫

血吸虫病

病原体	埃及血吸虫、日本血吸虫、曼氏血吸虫。
生活史	在水流缓慢、螺类滋生的淡水中涉水或游泳时,血吸虫尾蚴通过暴露的皮肤钻入而感染该病。虫卵通过被感染者的粪便(日本血吸虫、曼氏血吸虫)或尿液(埃及血吸虫)传播。一旦进入淡水,虫卵孵化和释放毛蚴,钻入特定的螺类(中间宿主)。一旦进入螺体内,毛蚴会在接下来的 4~6 周内进行无性繁殖并成熟为尾蚴。当尾蚴从螺体内释放出来后,它们会寻找一个终宿主。一旦钻入人体皮肤,毛蚴会转化为血吸虫并迁移到肺部,在接下来的 5~6 周内发育成熟,然后进入人体静脉系统。这些成虫进行有性繁殖,并将虫卵释放到人的粪便或尿液中(取决于种类)。成虫的平均寿命为 3~5 年。
地区分布	非洲和中东(埃及血吸虫);中国、泰国和印度尼西亚(日本血吸虫);南美洲、非洲、加勒比地区(曼氏血吸虫)。
描述	血吸虫病是一种寄生于人的吸虫感染,主要由寄生于门静脉和肠系膜静脉系统(日本血吸虫、曼氏血吸虫)或膀胱静脉丛(埃及血吸虫)的血吸虫引起。
症状和体征	大多数感染是无症状的,疾病的严重程度取决于寄生虫的负担。当尾蚴钻入皮肤时引起荨麻疹、瘙痒和黄斑皮疹就会出现"游泳者痒病"或血吸虫皮炎。重复接触尾蚴的个体可能有更明显的症状。急性血吸虫病可能引起钉螺热,特别是日本血吸虫和曼氏血吸虫的钉螺热。暴露几周后,患者可能出现发热、寒战、全身不适、腹痛、腹泻、便血、胸痛、咳嗽和肝脾大。慢性感染可引起肝脏肉芽肿性病变(日本血吸虫、曼氏血吸虫)和血尿(埃及血吸虫)。埃及血吸虫可引起膀胱钙化和输尿管反流,导致肾脏损伤。
诊断检测	实验室检查会发现嗜酸性粒细胞增多。连续采集的粪便和尿液样本鉴别排出的虫卵。尿液抗原检测在一些国家是可行的。
治疗	吡喹酮是治疗各种血吸虫病的首选药物。
预防	在疾病流行国家避免在水中站立。
备注	相应种类的血吸虫可增加肝细胞癌(日本血吸虫、曼氏血吸虫)或膀胱癌(埃及血吸虫)的发病率。

肝吸虫病

病原体	华支睾吸虫、泰国肝吸虫、猫后睾吸虫。
生活史	该病是因误食未煮熟的鱼而感染的。受精卵在被感染的人体通过粪便进入环境。虫卵被特定的螺类(第一中间宿主)吞食,并在其体内孵化形成毛蚴。毛蚴在螺体内繁殖,产生大量尾蚴。尾蚴最终释放到水中,钻入鱼体内(第二中间宿主),形成囊尾蚴包囊。一旦人类食用了未煮熟的鱼,囊尾蚴包囊就会孵化,通过上消化道迁移,并在胆囊和胆管中定居。它们以胆汁为食,繁殖后代,寿命可达 30 年。
地区分布	东亚及东南亚(华支睾吸虫)、东南亚(泰国肝吸虫)、俄罗斯(猫后睾吸虫)。
描述	肝吸虫病是一种偏好于胆管和胆囊的人类吸虫感染病。
症状和体征	患者最初可能无症状,或在感染后 4 周内出现发热、恶心、呕吐、腹泻和腹痛。慢性症状与胆管内的寄生虫负荷和进食有关,包括右上腹疼痛、黄疸、肝酶升高、全身不适和体重减轻。长期感染可引起胆导管周围纤维化,增加胆管癌的发生率。
诊断检测	实验室检查会发现嗜酸性粒细胞增多,肝酶升高,胆红素水平升高。虫卵可在连续采样的粪便标本、十二指肠抽吸物或胆汁标本中被鉴别出来。诊断性影像包括超声、CT 和 MRI 将发现胆管扩张和管壁增厚。可观察到成虫在胆囊里游动。
治疗	吡喹酮和阿苯达唑是有效的治疗选择。
预防	避免食用流行地区未煮熟的鱼。
备注	慢性感染增加发展成为胆管癌和胆囊癌的可能性。

肺吸虫病

别名	并殖吸虫病、日本肺吸虫病、东方肺吸虫病。
病原体	卫氏并殖吸虫。
生活史	这种疾病是由于摄入未煮熟的螃蟹(美国的小龙虾)而感染的。从终宿主(人类)开始,未发育为胚胎的虫卵从肺部咳出,随痰排出,或经吞食后随粪便排出。一旦进入外部环境,虫卵就会发生胚胎,孵化成毛蚴。然后毛蚴寻找并钻入螺类(第一中间宿主)。在螺体中,在接下来的3~5个月进一步发育,直到螺类释放尾蚴。尾蚴钻入小螃蟹和小龙虾(第二中间宿主),形成囊尾蚴包囊。一旦人类食用了这种未煮熟的甲壳类动物,囊尾蚴包囊就会孵化,穿过十二指肠,最终通过横膈膜迁移到肺部,在那里它们形成包囊并开始产卵。蠕虫可以在人体内存活20年之久。
地区分布	东亚(卫氏并殖吸虫)、南美洲(墨西哥并殖吸虫)和北美(克氏并殖吸虫)。
描述	肺吸虫病是一种偏爱肺部的吸虫感染病。
症状和体征	急性感染症状在2周内出现,包括腹痛和腹泻,随后发热、寒战、咳嗽和荨麻疹。慢性症状与虫卵进入支气管有关,包括咳嗽、胸膜胸痛和咯血。
诊断检测	实验室检查会发现嗜酸性粒细胞增多。连续采集的粪便和痰液样本可以识别排出的卵。可行血清学和酶免疫检测。
治疗	吡喹酮或三氯苯哒唑是有效的治疗选择。
预防	避免食用未煮熟的螃蟹和小龙虾。
备注	需与肺结核和(或)肺癌鉴别。

第**6**章

真 菌

孢子丝菌病

别名	玫瑰园丁病。
病原体	申克孢子丝菌。
潜伏期	1~12 周;平均:3 周。
地区分布	全球,多见于热带和亚热带地区。
描述	孢子丝菌病是一种由双相型真菌申克孢子丝菌引起的皮肤、淋巴、肺部、弥漫性真菌疾病。双相型真菌是一种在 25℃ 时作为霉菌生长,在 37℃ 时作为酵母生长的人类病原体。真菌通常存在于土壤、干草、泥炭藓、植物和玫瑰刺上。猫可以通过爪子携带和传播疾病。这种疾病没有传染性,不会在人与人之间传播。
症状和体征	皮肤型孢子丝菌病是最常见的症状,通常表现为在手指、手、手臂上有一个小的无痛结节,最终形成溃疡。当感染沿淋巴通道扩散时发生淋巴皮肤型孢子丝菌病,进而发生继发性病变,最终形成溃疡。如果不进行治疗,病变可能会在几个月到几年的时间里发生增减。原发性肺孢子丝菌病是一种由吸入孢子引起的罕见疾病。患者表现为咳嗽、纵隔淋巴结肿大、肺纤维化、肺结节和肺空洞。疾病可通过血行播散至关节(最常见的是骨关节孢子丝菌病)、肺(继发性肺孢子丝菌病)或中枢神经系统(孢子丝菌病脑膜炎)而发生。多病灶播散性疾病可发生于免疫功能低下时。
诊断检测	诊断应根据职业暴露和疾病表现进行考虑。真菌培养是诊断的金标准,样本应该从多个部位获得。活检病变的病理检查会显示脓性肉芽肿反应和典型的"雪茄体"酵母。
治疗	除妊娠和严重感染外,伊曲康唑是大多数情况下的首选治疗方法。严重的肺部感染、播散性感染或中枢神经系统感染应先用两性霉素 B 治疗,然后再用伊曲康唑治疗。替代治疗包括饱和碘化钾溶液或特比萘芬。
备注	在显微镜下观察时,霉菌具有"菊花轮瓣"外观,酵母菌具有"雪茄体"形状。双相型真菌的生长为"寒冷中为霉菌,炎热中为酵母"。

副球孢子菌病

别名	南美芽生菌病。
病原体	巴西副球菌、卢氏副球菌。
潜伏期	1 个月到 9 年。
地区分布	中美洲和南美洲。大多数病例是巴西报告的。
描述	副球孢子菌病是由双相型真菌副球菌属引起的全身性的真菌感染。双相型真菌是一种在 25℃ 时作为霉菌生长，在 37℃ 时作为酵母生长的人类病原体。这种疾病通过吸入分生孢子、小的单细胞霉菌传播，从被污染的土壤播散到空气中。暴露后最初通常是无症状的。该疾病以急性/亚急性"不成熟"(5%~10%的病例)或慢性"成熟"(约 90%的病例)的形式出现。这种疾病没有传染性，不会在人与人之间传播。
症状和体征	急性或亚急性疾病表现多见于年轻患者和免疫功能低下者。急性期表现为明显的症状，包括发热、寒战、乏力、体重减轻、淋巴结肿大、肝肿大、咳嗽、呼吸困难，以及多发性皮肤和黏膜病变。慢性疾病可以引起咳嗽和肺纤维化或肺气肿改变，黏膜、口腔、鼻咽或喉部的慢性溃疡，颈淋巴结肿大和皮肤病变。肾上腺功能不全在慢性疾病中也很常见。
诊断检测	使用 KOH 溶液或钙荧光染料处理后对痰液、皮肤病变、淋巴结抽吸物或组织进行直接显微镜检查，通常会显示出具有"米老鼠头"外观的"水手轮状"酵母。真菌培养可从痰液或淋巴结抽吸物中制备。血清学检查可以帮助诊断，随访的抗体滴度可以评估治疗效果。胸部 X 线片通常显示慢性疾病的纤维化和气肿改变。
治疗	轻、中度疾病推荐使用伊曲康唑；治疗时间视病情严重程度而定。重症患者推荐使用两性霉素 B 和伊曲康唑。替代方案包括酮康唑或磺胺类药物(TMP/SMX)。TMP/SMX 可能需要几年的治疗，以达到最大的疗效和防止复发。

球孢子菌病

别名	圣华金河谷热。
病原体	粗球孢子菌、波萨达斯球孢子菌。
潜伏期	7~21 天。
地区分布	西半球的沙漠地区,主要分布在美国和墨西哥的部分地区。美国病例最多的两个州是亚利桑那州和加利福尼亚州,其他州包括内华达州、新墨西哥州、犹他州和得克萨斯州。
描述	球孢子菌病是一种由双相型真菌球孢子菌引起的肺部真菌感染。双相型真菌是一种在 25℃ 时作为霉菌生长,在 37℃ 时作为酵母生长的人类病原体。这种疾病通过吸入关节孢子、小的单细胞霉菌传播,通常在暴雨、剧烈的徒步旅行或建筑之后,从被污染的土壤中播散到空气中。一旦吸入,霉菌就会转化为酵母,并开始在宿主体内繁殖,引发免疫反应,出现感染的症状和体征。这种疾病没有传染性,不会在人与人之间传播。
症状和体征	>50%的感染是无症状或轻症。在有症状的情况下,急性感染通常类似于社区获得性肺炎,症状包括发热、寒战、全身不适、头痛、胸痛、咳嗽、气短、移行性关节痛、肌肉酸痛、皮疹和结节性红斑。这种疾病通常会在几周后自愈,但疲劳的症状可以持续数月。严重的疾病常见于免疫低下和(或)有大量关节孢子感染的人。约 5%的感染会变为慢性,表现为严重的肺部症状和(或)弥散性疾病,累及脑膜、骨或关节间隙。沙漠风湿病是关节痛、发热和结节性红斑的三联征。
诊断检测	IgM/IgG 血清学检查可以诊断。痰标本可以送去真菌培养,并用 KOH 或钙荧光染色处理后直接在显微镜下检查。对于早期感染的患者,分离培养物中的生物可能是诊断的唯一方法,因为抗体需要数周到数月的时间才能形成。通过补体固定抗体试验确定的滴度可以确诊并预测肺外播散的可能性(滴度≥1:16 表明播散的可能性很高)。慢性疾病的胸部 X 线检查可包括纵隔淋巴结肿大、结节、肉芽肿和空洞病变。如果空洞病变或水疱破裂,可能发生自发性气胸。这些症状与结核病(TB)或癌症相似。
治疗	轻度感染通常是自限性的,并可以自行消退。美国传染病学会提出的治疗适应证包括:体重减轻>10%、盗汗>3 周、明显的肺浸润、肺门淋巴结肿大、滴度≥1∶16、无法工作和(或)症状超过 2 个月。伊曲康唑、氟康唑是治疗轻、中度疾病的有效药物。对于严重感染或播散性疾病,推荐使用两性霉素 B。

芽生菌病

别名	吉尔克斯病,北美芽生菌病。
病原体	皮炎芽生菌。
潜伏期	1~3 个月。
地区分布	主要发现于美国的俄亥俄州、密西西比州和圣劳伦斯河谷以及美国的五大湖地区。
描述	芽生菌病主要是由双相型真菌皮炎芽生菌引起的肺部真菌感染。双相型真菌是一种在 25℃ 时作为霉菌生长,在 37℃ 时作为酵母生长的人类病原体。该病是通过吸入分生孢子、小的单细胞霉菌传播,从被污染的土壤中播散到空气中。除肺部症状外,芽生菌病还表现为皮肤、骨骼、泌尿生殖道或喉部病变。这种疾病也可以感染犬,并且没有传染性,不会在人与人之间传播。
症状和体征	50%的病例没有症状。当有症状时,芽孢菌病可以在急性和慢性情况下表现为多种形式。从肺部角度看,可表现为轻度流感样症状、肺炎或急性呼吸窘迫综合征(ARDS)。胸部 X 线片显示的慢性肺部症状包括结节、肉芽肿、纵隔淋巴结肿大或空洞病变,上述症状都类似肺结核或癌症的症状。 由于芽生菌病是一种潜伏期长且通常进展缓慢的疾病,传播并不罕见,特别是在免疫功能低下的人群中。弥散性疾病可在皮肤上表现为疣状或溃疡性皮肤病变,在骨骼中表现为骨髓炎,在泌尿生殖系统中表现为弥漫性病变,在中枢神经系统(CNS)中表现为脑膜炎病变。
诊断检测	真菌培养是诊断芽生菌病的金标准。直接显微镜观察可以检测活组织和呼吸道分泌物中的酵母。可以对尿液、血清和支气管肺泡冲洗液进行酶联免疫分析(EIA)抗原检测研究。血清学检查对诊断芽生菌病无效。
治疗	作者建议参考美国传染病学会相关指南。总体而言,该指南鼓励对所有感染者进行治疗,以防止疾病的传播,并建议对所有中度至重度肺炎、播散性疾病和免疫系统受损的患者进行治疗。轻度至中度的肺部症状和播散性疾病可通过口服伊曲康唑治疗。重症患者应先用两性霉素 B 积极治疗,再口服伊曲康唑。CNS 感染的患者应先用两性霉素 B 治疗,再口服氟康唑、伊曲康唑或伏立康唑,治疗时间通常为 12 个月。
备注	在显微镜下,菌丝呈 90°分支,分生孢子形似棒棒糖。未经治疗的芽生菌病在免疫功能低下者和因感染而患 ARDS 的患者中具有很高的死亡率。

组织胞浆菌病

别名	洞穴探险者肺、洞穴病。
病原体	荚膜组织胞浆菌。
潜伏期	3~17 天。
地区分布	全球范围,主要分布在河谷中。在美国,大多数病例是在中西部和东南部州(俄亥俄河谷和密西西比河谷)发现的。在美国、中美洲和南美洲,这种疾病与洞穴勘探之间存在密切关系。
描述	组织胞浆菌病主要是由双相型真菌荚膜组织胞浆菌引起的肺部真菌感染。双相型真菌是一种在 25°C 时作为霉菌生长,在 37°C 时作为酵母生长的人类病原体。该病是通过吸入分生孢子、小的单细胞霉菌传播,从被污染的土壤中播散到空气中,通常被蝙蝠粪、椋鸟或黑鸟的粪便污染。吸入后,霉菌转化为酵母并开始在宿主中繁殖,从而触发免疫反应以及感染的体征和症状。这种疾病没有传染性,不会在人与人之间传播。
症状和体征	绝大多数患者(约 90%)没有症状或症状轻微,因此无须就医。有症状的患者可能有发热、寒战、头痛、胸骨下胸痛和干咳的症状,也可能出现身体不适、疲劳、肌肉疼痛、关节痛和结节性红斑。患者还可能出现心包炎、纵隔炎和(或)肝脾大。纵隔淋巴结肿大也可以发生,但不常见(5%~10%)。该疾病通常是自限性的,但中度至重度的肺部症状、播散性疾病和中枢神经系统感染需要抗真菌治疗。免疫力低下和(或)带有大量分生孢子的患者常常有更严重的症状。约 5% 的感染会转变为慢性感染,例如发展为伴有低热、咳嗽和类似结核病的呼吸困难的肺空洞疾病。慢性空洞性疾病在患有肺气肿的患者中更为常见。
诊断检测	对尿液、血清和支气管肺泡洗液可以进行酶免疫分析(EIA)抗原检测研究。通过补体固定抗体测试可以确定滴度以确诊。对呼吸道分泌物可以进行真菌培养。急性疾病的胸部 X 线片检查可能显示出斑块状肺炎和纵隔淋巴结肿大。慢性疾病的胸部 X 线片检查可发现纵隔淋巴结肿大、结节、肉芽肿和空洞病变。这些发现可能与结核病或癌症类似。
治疗	轻度感染通常是自限性的,可以自行痊愈。治疗的适应证和建议根据疾病的严重程度而定,作者建议参考美国传染病学会相关指南。伊曲康唑对症状持续超过 1 个月的轻度至中度疾病有效。两性霉素 B 适用于严重感染。

皮肤癣

足癣
（运动员足）

这是最常见的皮肤真菌病,通常发生在趾间,影响足部。这种疾病在青少年和年轻人中更常见,并与出汗有关。它通常在共用浴室和淋浴区(健身房、学生宿舍、军营、监狱等)传播。穿淋浴鞋或人字拖以及良好的脚部卫生状况可以限制感染及其传播。局部使用乳膏或药膏治疗即可,对于严重感染,可以口服处方药特比萘芬、氟康唑、灰黄霉素或酮康唑。

体癣(癣)

躯干或四肢的真菌感染,通常表现为凸起的红色圆环,中间有空隙。感染可以在人与人之间传播,也可以作为人畜共患病从犬、猫、牛和其他动物身上获得。这种疾病在炎热和潮湿的气候中更为常见,治疗与足癣相似。

股癣

腹股沟和大腿根部的真菌感染,多见于健壮的男性。股癣通常是双侧的,通常不波及阴茎和阴囊。它与念珠菌感染的区别在于没有星状病变,治疗与足癣相似。

手癣

手部的真菌感染,治疗与足癣类似。

面癣/须癣

面部、颈部或胡须区域的真菌感染。应与毛囊炎、须疮和假性毛囊炎区分开。考虑累及大量的毛囊,口服治疗是首选的治疗方法。

头癣

头皮的真菌感染,特征是瘙痒、环形斑秃。此病最常见于幼儿,可在有或没有炎症的情况下发生。头癣的毛干是通过以下两种方式之一感染的。在毛外癣菌感染中,孢子在毛干的外部形成,头发在头皮上方几毫米处脱落。在毛内癣菌感染中,孢子在单个发根内形成,这导致头发在头皮的水平断裂,经常出现一簇簇黑点。如果炎症很严重,可能会形成隆起、潮湿、柔软的组织块,称为脓癣。脓癣有时会被误认为是细菌性脓肿。治疗需要口服抗真菌药,包括灰黄霉素、特比萘芬、伊曲康唑和氟康唑。

甲癣/爪癣

指甲和(或)趾甲的真菌感染。治疗主要是出于美观的目的,口服药物最为有效,包括伊曲康唑、氟康唑和特比萘芬。一些药物可能需要脉冲给药,而趾甲通常需要比指甲更长的治疗时间。有一些外用药(环吡酮或阿莫罗芬)可用于治疗,但效果有限。

花斑癣

别名	汗斑。
病原体	球形马拉色菌、糠秕马拉色菌。
潜伏期	未知/多变。
地区分布	全球。常见于热带和亚热带地区。
描述	花斑癣是一种常见的皮肤表层马拉色菌的过度生长,通常在温暖潮湿的环境和夏季更明显。
症状和体征	病变边界尖锐,无瘙痒,倾向于影响躯干和近端肢体。在浅色皮肤的人中,病变可能表现为色素沉着,而在深色皮肤的人中,病变常表现为色素沉着减退。晒黑往往会增强这些病变的外观。
诊断检测	通常是视觉诊断。用 KOH 处理后在显微镜下可观察到带有短菌丝的圆形酵母典型的"意大利面和肉丸"外观。在伍德灯的照射下,病变会发出黄绿色的荧光。
治疗	外用唑类抗真菌药或特比萘芬乳膏既有效又便宜。次有效的治疗方法包括局部使用硫化硒乳液。严重的病例可以口服伊曲康唑、酮康唑或氟康唑进行治疗。
备注	告诉一位漂亮的年轻女性她患有非传染性皮肤感染并不是一个好的开场白或打破僵局的方法。这已经在至少两个不同场合的独立研究中证实。

曲霉病

病原体	烟曲霉、黄曲霉。
潜伏期	未知/多变。
地区分布	全球。
描述	曲霉菌病包括由曲霉菌属的霉菌引起的多种真菌感染。感染可能是局部的或弥散的,大多数发生在已有肺结核、慢性阻塞性肺疾病或免疫系统受损的患者(AIDS、干细胞或全器官移植接受者)。
曲霉肿或"真菌球"	患有大疱性肺气肿、结核病或结节病的患者的鼻窦(最常见于上颌)或已有肺空洞(通常在肺尖)中会发生非侵袭性曲霉菌的局部聚集或"球状"。治疗通常是外科手术。
耳真菌病	曲霉菌引起非侵入性慢性外耳炎感染。黑曲霉的颜色和(或)脓液为黑色,而烟曲霉的为绿色。
变应性支气管肺曲霉病(ABPA)	对于患有哮喘或囊性纤维化的患者,ABPA 是一种针对曲霉菌的非侵入性过度免疫反应。烟曲霉是最常见的病原体。随着时间的进展,患者会对抗生素治疗无反应,并出现支气管扩张、黏液堵塞和肺浸润。患者将出现外周嗜酸性粒细胞增多,IgE 水平升高,对曲霉菌的皮肤试验反应阳性,以及抗曲霉菌的 IgG 抗体。治疗包括抗真菌药和皮质类固醇。
侵袭性肺曲霉病(IPA)	IPA 是一种侵袭性的、红色的曲霉菌感染,见于免疫功能低下的患者,通常是伴有明显中性粒细胞减少的患者。体征和症状包括发热、咳嗽、呼吸困难和胸痛。胸部 X 线显示弥漫性浸润,胸部 CT 扫描可能会显示"晕轮征"(结节周围的"磨玻璃"样外观)或"空气半月征"。
脑曲霉病	曲霉菌的脑扩散具有极高的死亡率,表现为头痛、局灶性神经功能缺损和精神状态改变。CT 扫描可能显示环形强化病变和局部水肿。

毛霉菌病

别名	接合菌病。
病原体	毛霉菌属、根霉属、横梗霉属、小克银汉霉属。
潜伏期	未知/多变。
地区分布	全球。
描述	毛霉菌病是一种罕见的,严重的血管侵袭性真菌感染,主要感染不可控的糖尿病患者和免疫系统受损患者的鼻窦部或肺部。鼻脑毛霉菌病始于鼻窦,可扩散到眼眶和大脑,在糖尿病患者中更为常见。肺毛霉菌病影响肺部,在癌症患者、干细胞移植或全器官移植受者中更为常见。摄入孢子的婴儿可能会发展为胃肠道毛霉菌病,在皮肤上会感染伤口和烧伤。
症状和体征	鼻脑部:症状是进行性的,最初与鼻窦炎的症状一致,逐渐出现发热、头痛、单侧面部肿胀/疼痛/麻木、鼻窦充血、单侧眼部异常(失明)的症状,最终导致继发于缺血性坏死的硬腭溃疡和焦痂形成。 肺部:出现发热、寒战、咳嗽、呼吸困难、胸痛、咯血和肺部浸润的症状。症状可能与侵袭性肺曲霉病难以区分。然而,在肺毛霉菌病中,患者往往会并发鼻脑症状。 皮肤:感染后一开始是红斑,发展成黑色焦痂。考虑到真菌的血管侵袭性,可能会发生坏死性筋膜炎。 胃肠道:腹痛、恶心、呕吐、胃肠道出血。可能发生坏死性小肠结肠炎,往往是致命的。 播散性感染:播散的症状和体征是器官特异性的。中枢神经系统症状为精神状态改变和昏迷。
诊断	病史、危险因素、临床表现、体征和症状辅助诊断。鼻窦和(或)肺部的冲洗液可用于显微镜检查或真菌培养。组织活检和病理也可以诊断。
治疗	早期发现疾病,然后对感染组织和空洞进行外科清创,并用抗真菌药物治疗,可改善预后。 毛霉菌病对氟康唑和伏立康唑耐药。有效的药物包括两性霉素 B、泊沙康唑和艾沙康唑。
备注	毛霉菌病的危险因素包括未控制的糖尿病、糖尿病酮症酸中毒(DKA)、免疫系统受损、恶性血液病、干细胞和全器官移植受者,以及用去铁胺螯合铁超载状态的治疗。

第 **7** 章

性传播疾病

淋病

病原体	淋病奈瑟菌。
潜伏期	1~14 天,平均 2~5 天。
地区分布	全球。
描述	淋病是男性尿道炎和女性宫颈炎的常见原因,它也是美国第二大最常报告的性传播疾病。
症状和体征	男性通常会发展为尿道炎,出现脓性尿道分泌物和排尿困难。单侧睾丸疼痛和肿胀提示附睾炎和(或)睾丸附睾炎。

女性感染淋病通常影响宫颈,并可进展到上生殖道,导致输卵管炎和盆腔炎(PID)。有宫颈炎的女性可能出现异常分泌物、经期出血、性交困难、尿道炎、排尿困难、盆腔疼痛等症状。检查时,宫颈可能出现异常分泌物和脆性改变。在 PID 中,女性会有更明显的腹痛和全身症状,如发热、寒战、恶心和呕吐。PID 的体格检查将显示宫颈炎、宫颈摇摆痛、附件压痛和腹膜炎的症状。输卵管卵巢脓肿可作为未经治疗的 PID 的晚期并发症。PID 也可增加不孕或异位妊娠的风险,并可导致肝周粘连(菲茨-休-柯蒂斯综合征/盆腔感染综合征)。

淋病奈瑟菌生殖器外感染可发生在直肠、咽部和结膜。此外,播散性淋菌感染(DGI)也可发生,其典型表现为:①多发性关节炎、腱鞘炎和皮炎三联征;②化脓性关节炎。膝关节是化脓性关节炎最常见的影响部位。播散性淋菌性脑膜炎和心内膜炎也可以发生,但很少见。

诊断检测	培养和核酸扩增试验(NAAT)可用于淋病的诊断。由于 NAAT 不适用于直肠、口咽或结膜淋病的诊断,因此需要进行培养。革兰染色(仅限于男性尿道分泌物)可显示多形核白细胞胞内革兰阴性双球菌。
治疗	CDC 建议肌内注射头孢曲松 250mg 和口服 1g 阿奇霉素来治疗无并发症的淋病奈瑟菌感染。阿奇霉素能治疗衣原体感染,并降低淋菌对头孢菌素产生耐药性的可能性。睾丸附睾炎、前列腺炎和直肠炎可用肌内注射头孢曲松和口服多西环素治疗 10 天。结膜炎应使用 1g 头孢曲松肌内注射和 1g 阿奇霉素口服治疗。播散性淋菌病需要更频繁和更高剂量的头孢曲松治疗。PID 可用头孢曲松和多西环素±甲硝唑治疗,可能需要静脉注射和住院治疗。

尖锐湿疣

别名	生殖器疣;肛门生殖器疣。
病原体	人乳头瘤病毒(HPV)。
潜伏期	2 周至 8 个月。
地区分布	全球。

描述　HPV 是一种双链 DNA 病毒,被认为是世界上最常见的性传播感染。HPV 有 200 多种,每种都有致癌的潜在风险。HPV-6 和 HPV-11 与肛门生殖器疣高度相关,见于约 90%的病例。HPV-16 和 HPV-18 与宫颈癌密切相关,HPV-16 也与口咽癌、肛门癌、外阴阴道癌和阴茎癌高度相关。

症状和体征　许多 HPV 感染是亚临床或无症状的。当肛门生殖器疣发生时,它们可以出现在包皮、龟头、阴茎体、阴囊、会阴、肛门和外阴。内疣可能出现在咽部、阴道内、宫颈或直肠内。疣往往是无痛的,但可能表现出发炎或瘙痒。疣可以为单个或多个、扁平、凸起、有蒂和(或)菜花状外观。颜色可以表现为色素减退、肤色、红斑、色素沉着。

诊断检测　尖锐湿疣是典型的视觉诊断。活检可以确诊并排除癌症。根据美国妇产科学会的指南,女性应该接受 Pap 检查(细胞学)以寻找异常细胞。若 Pap 检查结果异常,则进行阴道镜和组织活检。2014 年,FDA 批准了一项 DNA 检测,对从宫颈获得的细胞进行高危 HPV 株(hrHPV)筛查。对于 30 岁及以上的女性,建议每 5 年进行一次 Pap 和 hrHPV 联合检测。

治疗　对于外疣,提供的治疗包括三氯乙酸、二氯乙酸、液氮冷冻疗法、外科切除术、刮宫术或电灼术。患者接受的治疗包括 0.5%鬼臼毒素溶液或凝胶,或者 3.75%或 5%咪喹莫特乳膏。尿道内、阴道内、宫颈和肛门内疣必须进行切除。市场上有几种 HPV 疫苗,其中九价 HPV 疫苗的覆盖面最广。

阴虱病

别名	蟹虱病、睫毛虱病。
病原体	阴虱。
生活史	成年阴虱具有传染性,通过密切接触在人与人之间传播。成年雌性会产卵并将卵附着在毛干上。这些卵孵化并释放出若虫,若虫经过 3 次蜕皮后才成虫。成虫需要寄生人体吸血生存,且只能存活 2 天。
潜伏期	12 小时至 7 天。
地区分布	全球。
描述	阴虱是一种局部体表寄生虫,通常附着在阴毛上并通过性交传播。它们长 1~3mm,身体宽大,放大后像螃蟹(因此得名)。除了阴毛,它们也可以寄生在睫毛(睫毛虱病)、胡须和腋下或下腹的毛发。共用被褥、毛巾或衣物也可能导致传播。阴虱不能通过马桶圈传播。
症状和体征	阴虱的唾液可以引起剧烈瘙痒。感染者内衣可能会有小血点。
诊断检测	通过观察附着在人体毛发干上的阴虱或其卵来进行诊断。放大镜通常有助于做出诊断。
治疗	将 1%氯菊酯洗剂涂抹于患处,10 分钟后洗掉。在第一次治疗后 10 天,受影响的部位应再次治疗。美国疾病预防控制中心推荐的替代方案包括:涂抹 0.5%马拉硫磷洗剂并保持 8~12 小时,或口服伊维菌素,每次 250μg/kg,2 周后重复。对于睫毛虱病,用凡士林涂抹在受累的眼睑上,每天 4 次,持续 10 天。确诊前 30 天内的性伴侣应同时接受治疗。

梅毒

病原体	苍白螺旋体。
潜伏期	10~90 天,平均 3 周。
地区分布	全球。

描述　梅毒是一种由革兰阴性螺旋体——苍白螺旋体引起的性传播疾病。感染呈慢性,经过 4 个阶段:一期梅毒、二期梅毒、潜伏梅毒、三期梅毒。在美国,男男性行为者感染梅毒的风险最高。梅毒也可以先天获得。

症状和体征　一期梅毒的特点是有一个或多个坚硬、无痛、无瘙痒的硬下疳。一期梅毒未经治疗,会在 4~10 周后发展为二期梅毒,通常表现为躯干、手掌和足底出现对称、无瘙痒、红粉色皮疹,黏膜也可出现扁平湿疣。若未经治疗,这些症状会在 3~6 周消失,疾病进入潜伏(休眠)阶段。若不进行治疗,约 1/3 患者将在 3~15 年内发展为三期梅毒,表现为梅毒瘤、神经梅毒、心血管性梅毒。梅毒瘤质软,非癌性生长,通常发生在皮肤、肝脏或骨骼。神经梅毒的症状包括平衡不良、脊髓痨、阿-罗瞳孔等。梅毒性主动脉炎是心血管性梅毒最常见的形式,可致主动脉瘤。先天性梅毒在别的章节详细叙述,主要疾病特征为鞍鼻畸形、鼻炎(鼻塞)、小腿前弯(佩刀胫)、膝关节炎(克勒顿关节)以及哈钦森牙。

诊断检测　可对病变部位的液体或涂片进行暗视野镜检或直接荧光抗体检测。血清学检查可筛查非螺旋体,或确诊密螺旋体。快速血浆反应素环状卡片试验(RPR)、性病研究实验室实验(VDRL)和甲苯胺红不加热血清试验(TRUST)用于筛查,阳性结果应随后进行确诊性梅毒螺旋体特异性检测,如梅毒螺旋体酶免疫分析(TP-EIA)或荧光梅毒螺旋体抗体吸收(FTA-ABS)等。还可进行快速手指棒诊断试验。以前患梅毒并接受过治疗的患者进行这些抗体试验结果仍呈阳性。

治疗　对于持续时间不到 1 年的一期、二期或潜伏期梅毒感染,首选的治疗方法是肌内注射苄星青霉素 G 240 万单位。对于持续时间超过 1 年或年限不确定的潜伏期梅毒感染和神经梅毒以外的三期梅毒感染,应每周肌内注射 3 次 240 万单位的苄星青霉素。神经梅毒很难治疗,需要持续静脉输注 1800 万~2400 万单位苄星青霉素 10~14 天。对青霉素过敏的患者应脱敏后用青霉素治疗。阿奇霉素单次口服 2g 是早期感染的另一种选择,但可能产生耐药性。多西环素和头孢曲松可作为替代治疗,但苄星青霉素 G 仍是首选治疗。

衣原体病

病原体	沙眼衣原体。
潜伏期	不定,平均 1~3 周。
地区分布	全球。
描述	衣原体病是男性尿道炎和女性宫颈炎的常见病因。它是美国最常报告的性传播疾病,在男性和女性中常无症状。鉴于衣原体的"沉默"和无症状性质,所有<25 岁的性活跃女性和≥25 岁的感染风险较高的女性,应每年进行衣原体筛查。

症状和体征

有症状的男性通常会发展为尿道炎,并伴有排尿困难和明显少量的尿道分泌物。也可发生睾丸炎和(或)睾丸附睾炎,引起单侧睾丸疼痛和肿胀。衣原体可在某些男性中引起前列腺炎。

在女性中,衣原体感染通常影响宫颈,并可进展到上生殖道,导致输卵管炎和盆腔炎(PID)。发生宫颈炎时,有症状的女性可能有异常分泌物、经期出血、性交困难、盆腔疼痛等症状。尿道炎可引起排尿困难。检查时,宫颈可能出现异常分泌物和脆弱征。盆腔炎可以是无症状的、隐匿的或急性的。患有 PID 的女性会有明显的盆腔或腹部疼痛,并伴有全身症状,如发热、寒战、恶心和呕吐。PID 的体检结果包括宫颈炎、宫颈摇摆痛、附件压痛和腹膜炎。输卵管卵巢脓肿可作为未经治疗的晚期并发症发生。PID 也可增加不孕或异位妊娠的风险,并可导致肝周粘连(菲茨-休-柯蒂斯综合征/盆腔感染综合征)。

衣原体可引起直肠炎(肛交)和结膜炎(眼睛接触到感染性分泌物)。衣原体感染可导致一些患者出现反应性关节炎,其中大多数是 HLA-B27 阳性的白人男性。

诊断检测

核酸扩增试验(NAAT)是诊断衣原体的金标准,可在 90 分钟内提供结果。

治疗

对于无并发症的衣原体尿道炎或宫颈炎,CDC 建议单次口服 1g 阿奇霉素,或多西环素 100mg,每天 2 次,连续 7 天。可供选择的抗生素包括红霉素、左氧氟沙星和氧氟沙星。为治疗淋病,根据经验,通常肌内注射 250mg 头孢曲松。对于睾丸附睾炎、前列腺炎和直肠炎患者,应肌内注射头孢曲松和口服多西环素 10 天进行治疗。PID 可用头孢曲松和多西环素±甲硝唑治疗,可能需要静脉注射和住院治疗。

沙眼/颗粒性结膜炎

病原体	沙眼衣原体 A/B/C 型。
潜伏期	5~10 天。
地区分布	非洲、亚洲、中东、澳大利亚、太平洋岛屿、中美洲和南美洲的贫穷和资源有限的地区。发病率最高的是非洲。
描述	沙眼是一种眼部衣原体感染,其特征是反复感染、结膜瘢痕、眼睑内翻、角膜混浊和失明。这种疾病很容易通过手眼接触近距离传播或通过苍蝇传播。沙眼是全世界感染性失明的头号原因。
症状和体征	沙眼分为急性(活动性和炎症性)或慢性(瘢痕性和瘢痕形成)。活动性沙眼最常见于幼儿,通常无症状或表现为结膜炎伴眼部分泌物。炎症导致上睑板结膜(上眼睑下表面)形成特征性的滤泡。随着时间的推移,睑板结膜形成瘢痕组织,眼睑变形,倒睫(睫毛倒置),即瘢痕期或慢性期。在慢性沙眼中,倒睫可引起眼睛持续刺激,角膜混浊,乃至失明。
诊断检测	这种疾病通常是通过在世界流行地区的筛查项目进行临床诊断的。WHO 已经开发了简化的沙眼分级系统,根据临床检查的眼部发现对疾病的严重程度进行分类。
治疗	WHO 推荐两种抗生素治疗沙眼。儿童口服阿奇霉素 20mg/kg 或成人口服阿奇霉素 1g 是首选治疗方法。这种方法十分安全,易接受,可清除鼻咽的感染性有机体,作为一种单一剂量的疗法有极好的依从性。另一种方法是外用 1% 四环素眼膏,每天 2 次,持续 6 周。局部用药的费用较低,但考虑到治疗的持续时间和用药带来的不适,依从性较低。当出现倒睫时,应进行手术。
备注	WHO 正致力于在 2020 年前消除沙眼引起的失明, 并制订了 SAFE 倡议:S 指手术 (Surgery)、A 指抗生素 (Antibiotics)、F 指面部清洁 (Facial cleanliness)、E 指环境改善(Environmental improvement)。欲了解更多信息,请访问国际沙眼倡议网站:www.trachoma.org。

反应性关节炎

别名	赖特综合征。
病原体	沙眼衣原体、肺炎衣原体、弯曲杆菌、沙门菌、大肠杆菌、耶尔森菌、志贺菌、艰难梭菌。
潜伏期	感染后 1~4 周。
地区分布	全球。
描述	反应性关节炎是一种类风湿因子(RF)血清阴性、HLA-B27 相关的炎症性关节炎综合征,发生在泌尿生殖系统疾病或胃肠道疾病之后。这种情况在 20~50 岁的白人男性中更为常见,他们中的大多数人为 HLA-B27 阳性。
症状和体征	非淋菌性尿道炎、结膜炎和非对称性少关节炎的典型三联征:"不能看见,不能小便,不能爬树。"黏膜皮肤病变(口疮性口炎)、附着点炎(足跟痛、足底筋膜炎、跟腱炎)和心脏表现也可能发生。这些症状可能会在数周到数月后自行消失,也可能转为慢性病。
诊断检测	检查结果与类风湿关节炎相似。实验室检查包括全血细胞计数、全套代谢功能检测、C 反应蛋白(CRP)、红细胞沉降率(ESR)、HLA-B27 标志物、RF、抗环瓜氨酸肽(抗 CCP)测试。尿衣原体检查和感染性肠病的粪便样本也可作为检查的一部分。关节穿刺有积液者可进行革兰染色,且细菌培养阴性。
治疗	抗生素可以用来治疗任何潜在的残余感染。非甾体抗炎药(NSAID)是治疗的主要药物。对于严重疾病,可能需要额外的风湿病学治疗,包括口服皮质类固醇、柳氮磺胺吡啶、甲氨蝶呤和(或)肿瘤坏死因子(TNF)抑制剂。

单纯疱疹

病原体	单纯疱疹病毒 1 型和 2 型(HSV-1,HSV-2)。
潜伏期	2~12 天,平均 4 天。
地区分布	全球。

描述　单纯疱疹是由 HSV-1 或 HSV-2 病毒引起的一种终身病毒感染。感染分为原发性感染和复发性感染。当患者第一次感染 HSV-1 或 HSV-2 时,就会发生原发性感染;当 HSV 感染重新激活时,就会发生复发性感染或"暴发"。复发性感染可能因压力过大发生,往往比原发性感染温和,愈合更快,频率适当的抑制性治疗可能有用。由于单纯疱疹病毒可以在没有明显病变的情况下脱落,人们可能没有意识到它们具有传染性。

症状和体征　疱疹性病变在原发性和复发性感染中表现相同。它们开始时为丘疹,然后发展成水疱、溃疡,然后结痂、愈合,不留瘢痕。除了局限性疱疹性病变外,原发性感染通常包括全身症状,如发热、不适、头痛和局部淋巴结肿大。复发性感染或"暴发"通常在疱疹性病变出现之前有前驱的烧灼或刺痛感。在摔跤中,HSV-1 通过皮肤与皮肤、皮肤与垫子的接触传播被称为外伤性疱疹(格斗者疱疹)。口腔和牙龈的单纯疱疹感染可致疱疹性口龈炎,手指的单纯疱疹感染为疱疹性瘭疽,而角膜感染可致单纯疱疹病毒性角膜炎。

诊断检测　病毒培养、PCR 检测、直接荧光抗体(DFA)检测和(或)IgM/IgG 血清学检测。Tzanck 涂片是一种显微镜载玻片,用已破水疱的刮屑制成,可以用来发现多核巨细胞。Tzanck 涂片现已较少使用。

治疗　可以口服阿昔洛韦、伐昔洛韦或泛昔洛韦,以减少症状的持续时间,加快愈合,减少病毒脱落。复发所需的治疗剂量和持续时间均小于初始发作所需的剂量和持续时间。对于那些经常"暴发"的人,可以开一些药物进行长期的日常抑制。阿昔洛韦可用于口服、外用和静脉注射。膦甲酸钠可用于对阿昔洛韦耐药的患者。静脉注射阿昔洛韦用于治疗疱疹性脑膜炎。

滴虫病

别名	毛滴虫病;毛滴虫阴道炎。
病原体	阴道毛滴虫。
潜伏期	4~28 天。
地区分布	全球。
描述	滴虫病是一个常见的由原生生物——阴道毛滴虫寄生而引起的性传播疾病。
症状和体征	滴虫病在女性中引起的症状往往比男性多：约 50%受感染的女性有症状，而受感染的男性仅有 25%有症状。此外,受感染的女性通常会随着时间的推移出现症状,而男性通常可以自发地清除感染。有症状的女性可能会出现骨盆疼痛、排尿困难、性交困难、阴道灼热、瘙痒和散发恶臭的稀薄绿色泡沫状分泌物。窥器检查时,宫颈可能有点状出血,称为"草莓状宫颈"。有症状的男性可出现排尿困难和尿道分泌物。
诊断检测	生理盐水悬滴法，显微镜下可在增多的白细胞中见到呈现波状运动的滴虫。阴道 pH 值往往大于 4.5。其他检测包括核酸扩增试验(NAAT)、快速抗原检测试验和病原体培养。病原体培养基本上已经被新的分子检测方法所取代。
治疗	根据 CDC 的建议,推荐单次口服甲硝唑或替硝唑 2g。替代方案是口服甲硝唑 500mg,每天 2 次,连续 7 天。性伴侣也应接受治疗。

疥疮

病原体	人疥螨。
潜伏期	初次感染:2~6 周;重复感染:迅速发病。
地区分布	全球。

描述　疥疮(疥螨)是一种局部外生寄生虫,可通过密切接触传播。这种疾病的特点是对螨虫粪便过敏而引起强烈的瘙痒。初始感染的潜伏期较长,瘙痒的发生时间也较晚,而重复感染(患者已致敏)的症状起病更快。有极高螨虫负担的严重感染被称为挪威疥疮或结痂性疥疮,常见于体弱者、老年人、免疫功能低下者、无家可归者。

症状和体征　特征性症状是剧烈瘙痒,通常在夜间更严重。患者也可能在感染部位出现小丘疹,在指间蹼间隙可见细小的疥螨掘出的隧道。常见的感染部位包括手腕、肘部、腋下、腹股沟、腰部、背部、腘窝区和肩胛骨之间。面部和头皮通常不受影响,但严重的病例除外。婴儿和老年人可能有面部受累。

诊断检测　通过病史和特征性皮肤表现进行诊断。皮肤刮片可确诊。

治疗　局部涂抹 5%氯菊酯乳膏,可涂抹于除面部外的身体所有部位,保持 8~14 小时,然后淋浴,1~2 周内重复。单次口服伊维菌素 200μg/kg,2 周后重复给药,也可作为首选用药。也可使用 1% γ-六氯环己烷涂抹于身体,保持 8 小时后冲洗。γ-六氯环己烷不能用于婴儿和儿童,因为它可以引起癫痫发作,且由于其神经毒性,在成人中也仅作为二线或三线用药。挪威疥疮需要每日外用氯菊酯和多次口服伊维菌素治疗。抗组胺药可以减轻瘙痒。由于瘙痒是对粪便的反应而不是螨虫本身引起的,因此,在最初的治疗后,瘙痒可以持续数周。

备注　疥疮可以在拥挤的环境中迅速传播,如疗养院、监狱、流浪者收容所和难民营。结痂性疥疮或挪威疥疮具有高度传染性。疥螨离开人体存活不超过 3 天。

软下疳

别名	软下疳。
病原体	杜克雷嗜血杆菌。
潜伏期	4~10天。
地区分布	部分亚热带和热带地区,包括加勒比海和非洲。这种疾病在美国是散发和罕见的。
描述	软下疳是一种性传播疾病,可引起疼痛、边界清楚、质软的生殖器溃疡,其边缘参差不齐,伴腹股沟淋巴结肿大。相反,梅毒会导致无痛、质硬的生殖器溃疡。软下疳在男性中更为常见,并增加了HIV传播的可能性。
症状和体征	软下疳始于感染部位的丘疹或结节,逐渐演变为疼痛、边界清楚、质软、边缘不规则的生殖器溃疡。可发生自体感染。约50%被感染的男性只有单一的溃疡,而被感染的女性常有多个溃疡(相对面溃疡)。压痛性腹股沟淋巴结肿大是一种常见的化脓性淋巴结病,未经治疗可导致明显的组织破坏。
诊断检测	在革兰染色中,病原体经常出现在长而平行的轨迹上,呈现"鱼群"的外观。巧克力培养基的培养效果最好。由于杜克雷嗜血杆菌很难培养,大多数病例的诊断是基于临床表现,并排除了其他更常见的生殖器溃疡病因。一个或多个疼痛性生殖器溃疡提示可能为软下疳;伴有淋巴结肿痛的疼痛性生殖器溃疡提示该病的可能性很高;伴有化脓性淋巴结肿痛的疼痛性溃疡是该病的特征表现。具有上述任何表现,且梅毒螺旋体暗视野显微镜检查或血清学检测为阴性、单纯疱疹病毒(HSV)PCR或病毒培养也为阴性的患者,可诊断为软下疳疑似病例。
治疗	根据美国疾病预防控制中心的性病治疗指南,多种抗生素对治疗软下疳是有效的。推荐的方案是单次口服阿奇霉素1g;单次肌内注射头孢曲松250mg;环丙沙星500mg,每天2次,连用3天;或口服红霉素500mg,每天3次,连用7天。阿奇霉素或头孢曲松只需单次服药治疗,因此更方便。

腹股沟肉芽肿

别名　　杜诺凡病。

病原体　　肉芽肿克雷伯菌。

潜伏期　　1~12 周。

地区分布　　世界上一些热带地区,包括巴布亚新几内亚、加勒比海、澳大利亚中部、印度、巴西和南部非洲。这种疾病在美国很少见。

描述　　腹股沟肉芽肿是一种性传播疾病,在生殖器和会阴部位造成无痛、缓慢进展、慢性的肌肉红色溃疡,没有明显的淋巴结病。

症状和体征　　腹股沟肉芽肿最初是一个小的无痛丘疹或结节,发展成牛肉红色的脆弱溃疡。溃疡无痛,有肉芽肿基底,扩张缓慢,可通过自身接触传播。腹股沟肉芽肿可发生卫星病变,且淋巴结有明显的缺损或小缺损。随着溃疡的愈合,瘢痕组织会形成,导致淋巴水肿和生殖器畸形。

诊断检测　　肉芽肿克雷伯菌很难培养,大多数病例是根据临床表现确诊的。可以从活动性溃疡边缘获得涂片或压碎制剂,并使用吉姆萨、瑞特或利什曼染色法制备镜检。显微镜下经常发现罕见的杜诺凡小体:在溃疡部位的巨噬细胞中发现较大的、胞浆内的、被包裹的小体。

治疗　　根据 CDC 的性病治疗指南,各种抗生素都可以有效治疗这种情况。推荐的方案是阿奇霉素每周 1 克,口服,或每天 500mg,口服,至少 3 周,直到所有病变完全愈合。多西环素、环丙沙星、红霉素或复方新诺明均可作为每日单药治疗的替代方案,至少持续 3 周,直至所有病变完全愈合。为了使溃疡完全愈合,可能需要长期的抗生素治疗,部分治疗可能导致疾病复发。

阴道炎

阴道炎　阴道炎是由感染、萎缩和(或)正常菌群改变引起的阴道炎症的总称。阴道炎的症状和体征包括疼痛、瘙痒、性交困难、排尿困难和分泌物。下面的图表总结了导致阴道炎的三种最常见的传染病。

念珠菌外阴阴道炎　念珠菌病是下生殖道内白色念珠菌或光滑念珠菌过度生长。它通常与抗生素的使用有关。女性常抱怨阴道强烈瘙痒，并有黏稠、白色凝乳样分泌物。阴道 pH 值<4.5，科勒照明(KOH)检测假菌丝和假丝酵母芽阳性。湿法检测滴虫阴性，革兰染色显示白细胞增多。治疗方法包括局部外用唑类抗真菌药物或口服氟康唑。

阴道滴虫病　一种常见的性传播疾病，由带鞭毛的阴道毛滴虫引起。排出物通常稀薄，多泡沫，呈绿色，有恶臭。阴道 pH 值为>4.5。KOH 检测为假菌丝或念珠菌芽阴性，湿法检测可能显示滴虫，革兰染色显示增加的白细胞。首选的治疗方法是甲硝唑或替硝唑，每次 2g，口服。另一种方案是口服甲硝唑500mg，每天 2 次，连续 7 天。

细菌性阴道炎　当正常的阴道菌群从乳酸杆菌转移到其他大多数厌氧的物种，包括加德纳菌、脲原体、动弯杆菌、支原体和普氏菌时，细菌性阴道炎就发生了。细菌性阴道炎在少数群体和有多个性伴侣的女性中有较高的患病率。受感染的女性常抱怨阴道有鱼腥味，通常性交后更明显。典型的分泌物稀，丰富，灰白色至黄色，并有鱼腥味。阴道 pH 值升高>4.5，KOH 检测阴性假菌丝或念珠菌芽，但有"鱼"或胺味(+气味测试)。湿法检测毛滴虫阴性，革兰染色显示线索细胞（被球菌覆盖的阴道上皮细胞）。建议口服甲硝唑500mg，每天 2 次，持续 7 天，甲硝唑凝胶 0.75%，持续 5 天，克林霉素乳膏2%，持续 7 天。

阴道炎

名字	外阴阴道炎	阴道滴虫病	细菌性阴道炎
分泌物	凝乳状,白色	泡沫状,绿色	稀薄,鱼腥味,黄色
症状	剧烈瘙痒	剧烈瘙痒	鱼腥味无瘙痒
pH 值	<4.5	>4.5	>4.5
KOH 检测法	假菌丝	⊖	⊕ 气味测试
湿法革兰染色	⊕ 白细胞	阴道滴虫 ⊕ 白细胞	线索细胞 ⊖ 白细胞
药瓶	局部用唑类物 氟康唑	甲硝唑 替硝唑	甲硝唑 克林霉素

传染性软疣

别名	MC、水疣。
病原体	传染性软疣病毒,基因型1~4,绝大多数感染为基因型1。
潜伏期	2~7周。
地区分布	全世界。
描述	传染性软疣是一种病毒性皮肤感染,引起较小的、隆起的、蜡状、肉色病灶,病灶中央有酒窝。病毒通过皮肤接触传播,除了手掌和足底,皮肤上任何部位都可能出现病变。病变常发生在面部、躯干、腋窝和腘窝。当病变发生在生殖器时,可能是性传播的结果。该病常见于儿童、免疫功能低下者和那些参与接触运动的人。
症状和体征	传染性软疣通过表现特征诊断:表现为2~5mm大小的圆顶形、脐状、蜡状丘疹。随着时间的推移,病变可能会瘙痒和发炎。病变往往在几个月内不经治疗就自行消退,而且往往不会形成瘢痕。
诊断检测	传染性软疣通常经视觉诊断。
治疗	可以提供保守治疗和安慰。如果患者希望寻求更积极的治疗,可选择冷冻疗法、刮除术、斑蝥素和鬼臼毒素。

性病淋巴肉芽肿

病原体	沙眼衣原体血清型 L1、L2、L3。
潜伏期	原发性淋巴肉芽肿,3~30 天;继发性病淋巴肉芽肿,2~6 周。
地区分布	世界上的亚热带和热带地区。在美国、欧洲联盟和澳大利亚的男男性行为(MSM)人群中的发病率正在上升。
描述	性病淋巴肉芽肿是一种典型的亚热带和热带性传播疾病,由沙眼衣原体血清型 L1、L2、L3 引起。性病淋巴肉芽肿是淋巴组织的一种疾病,如果不及时治疗,可以发展到原发、继发和第三阶段。
症状和体征	原发性病淋巴肉芽肿表现为在初次接触后 3~30 天接种部位出现无痛丘疹或浅层溃疡。溃疡可出现在阴茎、阴道壁或直肠黏膜上,通常会在 10 天内痊愈。由于病变的无痛性和(或)缺乏对病变的认识,治疗常常被延迟。继发性病淋巴肉芽肿可以表现为典型的单侧腹股沟淋巴结肿大或伴有疼痛、里急后重和直肠出血的直肠结肠炎。后者在男男性行为中更常见,是通过肛交感染疾病的结果。第三阶段或晚期淋巴肉芽肿是慢性未治疗疾病的结果,表现为直肠周围脓肿、瘘管、肛门狭窄和(或)生殖器淋巴水肿。
诊断检测	有临床表现、性交史及旅行史应增加对该病的怀疑。尿、直肠拭子和(或)淋巴结抽吸物可通过培养、直接免疫荧光或 NAAT 检测沙眼衣原体。
治疗	CDC 性病治疗指南推荐把多西环素每日 2 次,持续 21 天作为首选方案,或红霉素每日 4 次,持续 21 天作为替代方案。阿奇霉素 1 g 口服,每周 1 次,持续 3 周也有一定疗效。

第**8**章

肺部传染病

中东呼吸综合征

别名	MERS。
病原体	中东呼吸综合征冠状病毒、MERS–CoV。
宿主	可能是埃及墓蝠。
潜伏期	2~14 天,平均 5~6 天。
地区分布	所有中东呼吸综合征病例都与暴露于阿拉伯半岛有关。
描述	中东呼吸综合征是一种新型冠状病毒引起的严重呼吸道感染。首次报道病例于 2012 年出现在沙特阿拉伯,2015 年韩国暴发了中东以外最大的疫情。该病被认为是从骆驼传播给人类的,但它也可以在人与人之间传播。
症状和体征	目前尚不完全了解中东呼吸综合征冠状病毒感染,其可能导致广泛的疾病,病情较轻的病例未进行临床检测。重症患者常表现为发热、寒战、乏力、肌痛、头痛、气短(鸣咽)和无痰咳嗽。恶心、呕吐、腹痛和腹泻也可能发生。有些患者在出现严重肺炎前可能表现为胃肠炎。中东呼吸综合征可导致严重肺炎、成人呼吸窘迫综合征、肾衰竭和死亡。CDC 报告的死亡率很高,为 30%~40%。
诊断检测	CDC 建议,在接受调查的中东呼吸综合征患者中获取几个体液样本,用 PCR 进行检测。标本应通过鼻咽拭子、痰标本或支气管肺泡灌洗液(BAL)和血清获得。出现症状和(或)检测前有症状超过 14 天的人也可以送血液做血清学检查。有关诊断检测的更多信息,请访问 CDC 网站。
治疗	支持治疗。重症患者可能需要插管和机械通气。
备注	为了降低感染中东呼吸综合征的可能性,WHO 鼓励有合并症和(或)免疫系统受损的人在访问阿拉伯半岛时避免与骆驼接触。鼓励所有与骆驼接触的人保持良好的洗手和卫生习惯,一般不建议人们饮用骆驼奶。

结核病

别名	肺痨、TB。
病原体	结核分枝杆菌。
宿主	人类。
潜伏期	暴露于阳性纯化蛋白衍生物试验后 2~12 周。
地区分布	全球,在发展中国家更常见。
描述	TB 是一种细菌性肺病,主要由需氧、不活动、抗酸的结核杆菌引起。结核病是通过空气飞沫传播的,而且由于这种细菌繁殖速度慢,很难治疗。原发性结核杆菌感染被免疫系统抑制或导致活动性疾病。导致活动性疾病的原发性感染称为原发性进行性结核。90%的原发性感染发生结核抑制,并导致潜伏结核。潜伏性结核可潜伏多年,如果不治疗,约 10%的感染者将成为活动性结核或进行性继发性结核。潜伏性结核不具有传染性,而活动性结核具有传染性。结核病的危险因素包括无家可归、监禁和 AIDS。
症状和体征	活动性肺结核引起发热、全身不适、疲劳、盗汗、体重减轻、咳嗽、呼吸困难、胸膜炎胸痛和咯血。在重新激活结核分枝杆菌的病例中,症状的出现往往更为缓慢。扩散到肺外的疾病称为肺外结核,在儿童和免疫功能低下者中更常见。肺外结核的常见部位包括胸膜、脑膜、淋巴系统、泌尿生殖系统和骨骼。
诊断检测	阳性纯化蛋白衍生物筛查试验可确定患者以前是否曾接触过结核病。胸部 X 线片可显示活动期疾病体征,并可显示粟粒性病变、实变、空洞性病变、胸腔积液、结节性浸润、肉芽肿和纵隔淋巴结病变。结核病偏好于肺尖,主要位于右侧。在检测活动性疾病时,应获得痰标本进行抗酸杆菌的齐-尼染色法染色,进行培养和敏感性处理,并使用聚合酶链反应进行检测。培养是诊断的黄金标准,但需要 4~8 周才能得出结果。快速诊断测试可在发展中国家使用。
治疗	支持治疗。重症患者可能需要插管和机械通气。
备注	潜伏性结核常每日服用异烟肼,服用或不服用吡哆醇,共 9 个月。有替代方案,包括每天使用利福平 4 个月。活动性和(或)肺外结核的治疗需要多种药物,包括但不限于异烟肼、利福平、乙胺丁醇、链霉素和吡嗪酰胺。每种药物都有特定的和常见的副作用。

军团病

别名	军团杆菌病。
病原体	嗜肺军团菌(最常见)、其他军团菌属。
宿主	军团菌可以在水生环境中发现的变形虫体内生存和繁殖。
潜伏期	2~10 天,平均 4~6 天。
地区分布	全世界。
描述	军团病是一种急性合并性肺炎,通常是从空调冷却塔中吸入和(或)微量吸入军团菌污染的雾化水后发生的。它可以偶尔发生或在流行病暴发时发生。老年人、男性、吸烟、免疫功能低下者风险最高。该病在 1976 年宾夕法尼亚州费城的贝尔维-斯特拉特福酒店的退伍军人会议上引起流行时首次被发现。
症状和体征	发热、严重头痛、全身不适和肌痛通常是第一症状。恶心、呕吐和腹泻也会发生。咳嗽常多痰,偶有带血的痰和(或)咯血。可能有相对的心动过缓,胸部 X 线片可显示合并性肺炎。神志不清和癫痫也可能发生。
诊断检测	实验室检查会发现低钠血症、低磷酸盐血症、肝酶升高、白细胞减少/白细胞增多、血小板减少、乳酸脱氢酶升高、弥散性血管内凝血和可能的急性肾损伤。确诊诊断可通过尿抗原、气管内抽吸物或痰培养、免疫荧光显微技术、血清抗体检测和(或)聚合酶链反应分子扩增来确定。
治疗	阿奇霉素是首选的抗生素。左氧氟沙星或莫西沙星可以作为替代。
备注	低钠血症和相对心动过缓是军团病的特征,但不能确诊。庞蒂亚克热是一种短暂的、发热的上呼吸道疾病,由吸入污染水或盆栽土壤雾化的军团菌引起。它的潜伏期很短,从几小时到 3 天不等,多见于 30 多岁的患者。庞蒂亚克热是自限性的,治疗是支持性的。

鹦鹉热

别名	鸟疫。
病原体	鹦鹉热衣原体。
宿主	鸟类。
潜伏期	5~19 天。
地区分布	全世界。
描述	鹦鹉热是一种暴露于来自某些鸟类,特别是暴露于含有鹦鹉热衣原体的鹦鹉的气溶胶状粪便而感染罕见的急性衣原体性人畜共患病。鸽子、鹅、鸭和鸡也会携带衣原体。本病常表现为严重头痛的非典型肺炎,常见于青壮年。那些与鸟类接触较多的人(兽医、宠物店老板、动物园管理员、家禽工人、农民等)感染的风险最大。
症状和体征	从无症状或轻度到严重的呼吸道疾病和肺炎,该疾病的表现可能有所不同。患者最常出现非典型肺炎的症状,包括急性发热、严重头痛伴畏光以及无痰咳嗽。咳嗽的特征性表现是在病程的后期出现。鉴于疾病表现的不同,症状有时是非特异性的,除了以上表现,还可以出现寒战、全身不适、肌痛、关节痛、鼻出血、腹痛、恶心、呕吐和腹泻。肝脾大、肝炎和弥散性血管内凝血也可能发生。
诊断检测	对那些有典型症状和鸟类接触史的患者应考虑诊断。胸部 X 线检查可发现多种异常,以下肺叶实变最为常见。实验室检查显示白细胞正常或轻度升高。肝酶升高。通常基于禽类接触史和血清抗体滴度上升来诊断。当怀疑鹦鹉热时,不宜进行培养,因为这种衣原体具有高度传染性,可使实验室工作人员处于危险之中。
治疗	多西环素或四环素是有效的治疗方法,一旦开始,患者往往在 24 小时内好转。阿奇霉素或红霉素被认为是二线药物,当四环素抗生素不可耐受时可考虑使用。

禽流感

别名	鸟流感、亚洲甲型流感。
病原体	甲型流感病毒：H5N1 型和 H7N9 型流感病毒。
宿主	野生水鸟和水禽(如海鸥、燕鸥、鸭子、鹅和天鹅)是天然的宿主。该病毒可以感染家养的鸟类和家禽,导致疾病,然后可能使人类感染。
潜伏期	甲型(H5N1),2~17 天,平均 2~5 天;甲型(H7N9),1~10 天,平均 5 天。
地区分布	亚洲、中国、中东。
描述	禽流感是一种由某些甲型流感病毒株引起的鸟类病毒感染。虽然这些特定毒株通常仅限于鸟对鸟的传播,但鸟对人的传播也可能发生并导致疾病。已报告有人传人,但极为罕见,幸运的是,这种传播没有持续。如果发生持续的人际传播,则可能会导致全球大流行。甲型流感病毒分为低致病性禽流感和高致病性禽流感。感染低致病性禽流感病毒的禽类可能无症状或有轻微症状,包括产蛋量变化。相比之下,感染高致病性禽流感毒株的禽类往往会出现更严重的疾病,包括呼吸道症状和死亡。禽流感如果传入家禽中,就会迅速传播,需要消灭受感染的家禽,并对靠近暴发的家禽进行检疫隔离。
症状和体征	在人类中,已知甲型流感 H5N1 和甲型流感 H7N9 会导致严重疾病。受感染的患者会出现发热、发冷、全身不适、肌痛、头痛和咳嗽。一些患者可能会出现恶心、呕吐、腹痛和腹泻。这些病毒极有可能导致严重肺炎、休克、成人呼吸窘迫综合征、多系统器官衰竭甚至死亡。死亡率高达 60%。
诊断检测	可使用聚合酶链反应对鼻咽拭子进行新型流感病毒检测。更多信息请访问 CDC 的网站。
治疗	CDC 建议,在所有疑似感染新型流感病毒(包括禽流感)的人类病例中,即使出现症状超过 48 小时,也应使用或口服奥司他韦。对于免疫缺陷患者和那些有严重疾病的患者,建议疗程为 10 天。对于接触过感染患者的患者,建议口服奥司他韦进行 5 天的门诊预防。

流感

病原体	甲型和乙型流感病毒。
宿主	人类。
潜伏期	1~4 天,平均 2 天。
地区分布	全世界。
描述	流感是一种急性发热性病毒性呼吸道感染,在冬季温带气候中最常见。该病毒通过呼吸道飞沫传播,引起周期性流行病,并有可能引起全球大流行。当人类以前很少或从未接触过的新型流感病毒株出现时,大流行就会发生。基于核心蛋白,流感病毒有 3 种类型(A~C),只有 A 型和 B 型可导致人类重大疾病。A 型病毒根据病毒表面的两种特异性抗原,即血凝素和神经氨酸酶进一步分类。这些抗原用于 HN 分类,经常在年度疫苗中看到。由于流感病毒通过抗原漂移(频繁而轻微)和抗原转移(不频繁而重要)不断发生基因变化,每年都需要接种更新的疫苗。
症状和体征	受感染的患者会出现急性发热、寒战、僵硬、全身不适、肌痛、头痛、流涕和干咳。恶心、呕吐和腹泻可能发生在一些患者,尤其在儿童。免疫功能低下者、年龄过小或过大者、妊娠女性、长期护理机构居住者和患有慢性疾病的人更有可能患严重疾病和并发症。肺炎,无论是直接由流感病毒引起的还是继发性由细菌引起的,都是一种潜在的并发症。
诊断检测	快速流感诊断试验是检测甲型和乙型流感病毒抗原的免疫分析方法。可使用聚合酶链反应检测鼻咽拭子中的流感病毒。
治疗	治疗流感的药物有两类。金刚烷包括金刚烷胺和金刚烷乙胺,针对以及抑制 M2 蛋白的功能,有效地对抗甲型流感。鉴于多年来这些药物抵抗性增强以及对甲型和乙型流感的有效性,神经氨酸酶抑制剂首选用于治疗和预防流感。神经氨酸酶抑制剂包括奥司他韦,扎那米韦和帕拉米韦。奥司他韦是口服的,扎那米韦是吸入的粉末。一种较新的药物帕拉米韦仅适用于治疗(没有预防的适应证),并以单次静脉注射的方式给予。这些药物被认为可以减少疾病的持续时间和严重程度,并且只有在症状出现的 48 小时内使用才有效果。

严重急性呼吸综合征

别名	SARS。
病原体	SARS 冠状病毒(SARS CoV)。
宿主	可能是棕榈果子狸和马蹄蝠。
潜伏期	2~7 天。
描述	SARS 是一种由新型冠状病毒引起的严重呼吸道感染。这种疾病最初被认为是由棕榈果子狸传染给人类的。然而,由于人与人之间的传播非常快,这种疾病可以迅速传播。
症状和体征	大多数患者在出现干咳之前会有几天的前驱症状,如发热、寒战、全身乏力、头痛和肌痛。咳嗽通常会恶化,最终发展为肺炎、成人呼吸窘迫综合征、多系统器官衰竭和死亡。
诊断检测	实验室常显示淋巴细胞和血小板减少,谷草转氨酶和乳酸脱氢酶升高。根据疾病的严重程度,胸部 X 线片可显示双侧浸润至严重急性呼吸窘迫综合征的征象。应按照美国疾病预防与控制中心指南,采集呼吸道分泌物、血液/血清/血浆、粪便样本,进行聚合酶链反应检测。血清学检测只在疾病的恢复期有用。有关诊断检测的更多信息,请访问 CDC 网站。
治疗	支持治疗。重症患者可能需要插管和机械通气。
备注	在西半球,加拿大的多伦多受到 SARS 的打击尤其严重。印尼的鲁瓦克咖啡是世界上最昂贵的咖啡,它是由喂食咖啡樱桃的棕榈果子狸的粪便制成的。由于这些动物大多被关在小笼子里并被强制喂食,作者倡议大家抵制这种产品。

第**9**章

蚊媒传染病

寨卡热

别名	寨卡、寨卡病毒病。
病原体	寨卡病毒(ZIKV)。
传播媒介	埃及伊蚊、白纹伊蚊。
宿主	人类和非人类灵长类动物。
潜伏期	3~12 天。
地区分布	热带和亚热带地区以及任何可能存在伊蚊的地区都具有感染风险。美国的大多数病例为回国的旅行者；然而,CDC 已经证实了佛罗里达州和得克萨斯州有几例本地蚊媒感染的寨卡病毒病的病例。
描述	寨卡病毒病是一种急性发热蚊媒传染病,类似于登革热,但较其温和。寨卡病毒感染具有以下特征:发热、关节痛、肌痛、头痛、结膜炎和始于面部并扩散到身体其他部位的瘙痒性斑状丘疹。大多数患者(约 80%)无症状或为轻症。有症状发生时,症状持续 3~7 天。妊娠期的寨卡病毒感染与小头畸形及其他胎儿脑缺陷有关,巴西受到的影响最为严重。一些寨卡病毒感染后出现的吉兰-巴雷综合征也被报道。
症状和体征	通常为无症状,但典型的感染症状包括发热、关节痛、结膜炎和皮疹。与登革热和基孔肯雅热的高热不同,寨卡病毒的发热为低热。
诊断检测	有症状的、未妊娠的个体应接受尿液及血清寨卡病毒 RNA 核酸检测(NAT)和 IgM 血清学检测。对于有暴露风险和相容性疾病表现的个体,也应考虑登革热和基孔肯雅热的 NAT 和血清学检测。14 天内出现症状的患者可以接受血清和尿液的 NAT 检测。其中一个或两个都为阳性结果则为确诊。NAT 检测阴性后应进行血清学检测。对于≥14 天后出现症状的患者,不需要 NAT 检测,只需要血清学检测。IgM 血清学检测阴性可排除急性感染,IgM 血清学检测阳性后应进行 PNRT 以确诊疾病。更多关于妊娠女性的详细信息和检测流程可以在 CDC 网站上找到。
治疗	支持治疗。在排除登革热之前,应避免使用非甾体抗炎药。
预防	预防蚊虫叮咬。寨卡病毒可以通过性行为和输血传播,也可以在妊娠期间由母体至胎儿垂直传播。CDC 建议,去过寨卡病毒流行地区的男性和女性应在旅行结束后至少 8 周内避免发生性行为(若发生,应使用避孕套),如果感染寨卡病毒或有类似症状,期限应为 8 周(女性)至最长 6 个月(男性)。
备注	首次感染后长达 3~6 个月,精液中可以检测到寨卡病毒。

登革热

别名	登革出血热、骨折热。
病原体	登革热病毒(DENV):有4种主要的血清型。
传播媒介	伊蚊属——埃及伊蚊是主要媒介,白纹伊蚊和波利尼西亚伊蚊也可传播病毒。这些都是白天进食的蚊子。
宿主	人类和非人类灵长类动物、西非和东南亚的猴子。
潜伏期	3~14天。
地区分布	热带和亚热带地区以及任何可能存在伊蚊的地区都面临危险。
描述	登革热是一种急性发热的蚊媒病毒性疾病。
症状和体征	登革热(DF)是一种急性发热性疾病,其特征为眼眶后头痛、萎靡、严重肌痛、关节痛和皮疹。该病通常无症状或为轻症,但也可能症状严重并发展为出血[登革出血热(DHF)]或休克[登革休克综合征(DSS)]。虽然最初感染通常是轻症或无症状,但后续的感染趋于严重。 登革出血热是一种更严重的疾病表现,病程分为三个阶段。发热期:症状包括发热、头痛、肌痛、关节痛、皮疹、瘀点、易瘀血、鼻出血、黏膜出血和止血带测试阳性。儿童常表现为恶心和呕吐。症状与DF相似。休克期:退热后可能发生胃肠道出血,血浆渗漏至胸腔和腹腔。且可能会出现腹痛、腹水和呼吸困难。除非开始积极的液体复苏,否则在此阶段可发生DSS。恢复期:当毛细血管渗漏停止、体液开始被重吸收时,患者会感觉好转。可能观察到心动过缓和"红色海洋中的白色岛屿状"皮疹。
诊断检测	实验室检测结果显示白细胞减少和血小板减少。肝功能异常。红细胞比容升高和白蛋白降低提示毛细血管渗漏,即将发生休克。可以进行IgM和IgG血清学及PCR检测。
治疗	支持治疗。对乙酰氨基酚可以作为退烧药使用,NSAID的使用应避免继发血小板减少症。如果疾病进展到休克期,可能需要静脉输液和血液制品。
预防	目前疫苗正在研制中。预防蚊虫叮咬。

黄热病

病原体	黄热病毒(YFV)。
传播媒介	伊蚊属和血蚊属。
宿主	人类和非人类灵长类动物。
潜伏期	3~6 天。
地区分布	撒哈拉以南非洲、中美洲和南美洲。约 90% 的病例发生在非洲。
描述	黄热病是一种急性发热的蚊媒病毒性疾病。它以发生在疾病中毒期的黄疸命名。
症状和体征	许多病例无症状。轻度疾病可能局限于发热和头痛,而中度疾病的特征是发热、寒战、乏力、头痛、肌痛、背痛、恶心和呕吐。症状通常会持续 3~4 天直到消失。约 15% 的有症状病例中,患者会进展到疾病毒性更强的阶段,其特征是反复出现发热、寒战、黄疸、肝衰竭、黏膜出血、呕血、黑便、谵妄、肾衰竭和休克。中毒期的死亡率很高,为 20%~50%。从疾病中幸存可获得终身免疫。
诊断检测	根据旅行史和症状与体征得出推断诊断。实验室检测结果显示 AST/ALT 升高,凝血酶原时间(PT)和凝血激活酶时间(PTT)延长,血小板减少,直接胆红素增加,碱性磷酸酶相对正常。黄热病特异性 IgM 和 IgG 水平有助于确定诊断,但要注意其可能与其他黄病毒发生交叉反应。由于病毒血症仅持续约 3 天,除非在病程早期进行 PCR 检测,否则其检测价值有限。
治疗	支持治疗。对乙酰氨基酚可以作为退烧药使用,但非甾体抗炎药的使用应该避免出血的风险。
预防	预防蚊虫叮咬。黄热病减毒活疫苗的单剂皮下(SQ)剂量适用于前往或生活在有危险地区、进入特定国家需要接种疫苗证明的人。

疟疾

病原体	疟原虫属:间日疟原虫、恶性疟原虫、三日疟原虫、卵形疟原虫。
生命周期	疟疾由受感染的雌性按蚊在进食时叮咬而感染。 肝期:子孢子被注入并通过循环系统迁移,感染肝脏内的肝细胞。多核裂殖体形成。间日疟原虫和卵形疟原虫形成休眠子,休眠子可保持休眠状态或形成裂殖体。肝裂殖体最终破裂,释放能感染红细胞的裂殖子。 血液期:裂殖子感染血细胞,发育成滋养体和血细胞裂殖体或配子体。受感染的血细胞会破裂,释放出能感染其他红细胞的裂殖子,或能被蚊子吞食的雄性和雌性配子体。有性繁殖发生在蚊子的中肠,成熟的子孢子迁移到蚊子的唾液腺,准备在下一次进食时感染另一个人。
传播媒介	疟蚊属。
潜伏期	7~30天。恶性疟原虫的潜伏期较短,而三日疟原虫的潜伏期较长。部分免疫或无效的疟疾预防可能会延迟症状的发生数周甚至数月。此外,间日疟原虫和卵形疟原虫都能产生休眠的肝脏期寄生虫,在治疗后的数月或数年延缓疾病的出现及复发。
地区分布	热带和亚热带地区。感染率最高的地区是撒哈拉以南非洲和新几内亚。疟疾传播不会发生在高海拔地区、寒冷季节、沙漠或有有效灭蚊项目的地区。
描述	疟疾是一种由原生生物疟原虫引起的蚊媒传播的发热性疾病。该疾病的症状与感染的血液期裂殖子的破裂和释放有关。通常会出现阵发性寒战、发热和出汗,间日疟原虫、恶性疟原虫和卵圆疟原虫引起每两天一次的"隔日热",三日疟原虫引起每三天一次的"三日热"。幼儿和妊娠女性患重症疾病的风险更大。恶性疟原虫通常会导致更严重的疟疾感染。
症状和体征	在无并发症的疟疾中,患者可出现阵发性发热、寒战、乏力、关节痛、肌痛、头痛、出汗、心动过速、呼吸急促、腹痛、脾大、恶心和呕吐。在严重疟疾中,患者可能出现意识状态改变(AMS)、癫痫发作、休克、成人呼吸窘迫综合征(ARDS)、代谢性酸中毒、血红蛋白尿、肾衰竭、低血糖、肝衰竭、凝血功能障碍和严重贫血。

诊断检测　对于有发热性疾病和最近去过疟疾流行地区的患者,应怀疑感染疟疾。实验室检查可能显示贫血、血小板减少、AST/ALT 升高、胆红素升高和血尿素氮/肌酐升高。应获得厚血涂片和薄血涂片,以检测寄生虫(厚血涂片)和鉴定种类(薄血涂片)。如果怀疑有疟疾,可以连续几天每 8 小时进行一次血涂片检查。

治疗　根据疟原虫种类、疾病的严重程度、妊娠情况和感染地理区域的药物易感性进行治疗。在选择治疗方案之前,应参考美国疾病控制和预防中心现行的指南。无并发症的疟疾可使用:阿托伐醌/氯胍、蒿甲醚/苯芴醇、硫酸奎宁加多西环素,或甲氟喹(可引起神经精神反应)。如果没有氯喹耐药性问题,不复杂的疟疾可以使用磷酸氯喹或羟基氯喹治疗。间日疟原虫和卵圆疟原虫需要较长时间的伯氨喹治疗以消除肝脏休眠子。伯氨喹可引起 G6PD 缺乏患者的溶血性贫血,且不能在妊娠期使用。重症疟疾应采用静脉注射葡萄糖酸奎尼丁合并多西环素或克林霉素治疗。

预防　预防蚊虫叮咬。前往疟疾流行地区的旅行者应采取疟疾预防措施,WHO 和 CDC 的建议有些许不同。在考虑预防时,需要考虑疟原虫的种类以及是否存在氯喹耐药性。通常在旅行前 1 天至 2 周开始药物治疗,并在回国后持续 4 周。可登录 CDC 网站参考各国的具体建议。

蚊媒病毒性脑炎

库蚊属

西方马型脑炎

- 病原体:西部马型脑炎病毒(WEEV)——披膜病毒科。
- 传播媒介:环跗库蚊——脑炎蚊子。
- 地区分布:北美和南美——大多数病例发生在密西西比州西部的农村地区。
- 潜伏期:5~10 天。
- 症状:大多数感染无症状。患者会出现发热、头痛、恶心和呕吐。0.1%的感染中可发生脑炎,较常发生在儿童中。神经系统感染性疾病的死亡率为3%~7%,儿童死亡率更高。幸存者的神经后遗症很少见,且大多影响年幼的儿童。
- 治疗:支持治疗。

西尼罗病毒

- 病原体:西尼罗病毒(WNV)——黄病毒科。
- 传播媒介:库蚊属。
- 地区分布:全球——美国首例病例发生在 1999 年。
- 潜伏期:2~14 天,平均 2~6 天。
- 症状:70%~80%的感染无症状。患者会出现发热、头痛、疲劳、肌痛、关节痛、短暂的斑丘疹皮疹、恶心和呕吐。1%的有症状的患者进展为脑炎。患者可能会发展成"脊髓灰质炎样"的急性弛缓性麻痹。神经系统感染性疾病的死亡率约为 20%,据报道,高达 50%的幸存者有神经系统后遗症。
- 治疗:支持治疗。

流行性乙型脑炎

- 病原体:流行性乙型脑炎病毒(JEV)——黄病毒科。
- 传播媒介:库蚊属——三带喙库蚊。
- 地区分布:亚洲和西太平洋国家——最常见于农场附近和暴雨后。
- 潜伏期:5~15 天。
- 症状:大多数感染无症状或为轻症,能引起发热和头痛。在流行地区,15 岁的儿童最常受感染。不到 1%的患者患有神经系统感染性疾病,其死亡率为 20%~30%。在幸存患者中,30%~50%会有神经系统后遗症。
- 治疗:支持治疗。疫苗接种用于疾病预防。

圣路易斯型脑炎

- 病原体:圣路易脑炎病毒(SLEV)——黄病毒科。
- 传播媒介:库蚊属——淡色库蚊和致倦库蚊。
- 地区分布:北美和南美——美国东部和中部各州。
- 潜伏期:5~15 天。
- 症状:几乎所有病例无症状。患者会出现发热、头痛、头晕、乏力、恶心和呕吐。发展为脑炎的情况在老年人中较儿童更常见。神经系统感染性疾病的死亡率为 5%~15%,并随年龄增加而增加。
- 治疗:支持治疗。

墨累山谷脑炎

- 病原体:墨累谷脑炎病毒(MVEV)——黄病毒科。
- 传播媒介:环纹库蚊——普通带蚊。
- 地区分布:澳大利亚和新几内亚——在暴雨后最常见。
- 潜伏期:5~28 天,平均 7~12 天。
- 症状:几乎所有感染(99.9%)都无症状。患者会出现发热、头痛、疲劳、恶心和呕吐。脑炎不常见 (整体 0.1%)。神经系统感染性病例的死亡率为 15%~30%,30%~50%的幸存者表现出神经系统后遗症。
- 治疗:支持治疗。

委内瑞拉马脑炎

- 病原体:委内瑞拉马脑炎病毒(VEEV)——披膜病毒科。
- 传播媒介:库蚊属。
- 地区分布:中美洲和南美洲。
- 潜伏期:1~6 天。
- 症状:患者出现发热、头痛、疲劳、恶心和呕吐。脑炎发生在<0.5%的成人和<4%的儿童中。死亡率低且神经后遗症罕见。
- 治疗:支持治疗。

伊蚊属

拉克罗斯脑炎

- 病原体:拉克罗斯病毒(LACV)——布尼亚病毒科。
- 传播媒介:三纹伊蚊——东部树洞蚊。
- 地区分布:美国上中西部,大西洋中部和南部。
- 潜伏期:5~15 天。
- 症状:大多数感染没有症状。患者会出现发热、头痛、疲劳、恶心和呕吐。脑炎罕见,且最常见于 16 岁以下的儿童。急性脑脊髓炎、癫痫和昏迷可发生于神经系统感染性疾病。神经系统感染性疾病的死亡率<1%,约 10%的幸存者有神经后遗症。
- 治疗:支持治疗。

脉毛蚊属

东方马型脑炎

- 病原体:东方马型脑炎病毒(EEEV)——披膜病毒科。
- 传播媒介:黑尾赛蚊——黑尾蚊子。
- 地区分布:北美、中美、南美和加勒比地区——美国大部分病例发生在大西洋和墨西哥湾沿岸各州。
- 潜伏期:4~10天。
- 症状:发热、头痛、恶心和呕吐。2%~6%的感染会发生脑炎,且发展为AMS到癫痫和昏迷。神经系统感染性病例的死亡率约为30%,使EEE成为美国最严重的蚊媒疾病。大多数幸存者会有神经后遗症。
- 治疗:支持治疗。

受感染的动物血,库蚊属和伊蚊属

裂谷热

- 病原体:裂谷热病毒(RVFV)——布尼亚病毒科(白蛉病毒)。
- 传播媒介:受感染牲畜的血液或体液(最常见)、三带喙库蚊、刺扰伊蚊
- 地区分布:撒哈拉以南非洲。
- 潜伏期:2~6天。
- 症状:大多数病例无症状,或引起轻度发热伴有乏力、虚弱头晕、背痛和轻度肝炎。在10%的更严重的疾病如可能失明的眼部疾病,会发生脑炎(<1%)或出血热(<1%)。
- 治疗:支持治疗。

基孔肯雅病

病原体	基孔肯雅病毒(CHIKV)。
传播媒介	伊蚊属——特别是埃及伊蚊和白纹伊蚊。
宿主	人类和非人类灵长类动物。WHO 报告说,一些非灵长类动物、鸟类、啮齿动物和小型哺乳动物可能充当宿主。
潜伏期	2~12 天,平均 3~7 天。
地区分布	热带和亚热带地区是高风险地区，以及任何可能有伊蚊属蚊子的地区。2013 年底,在几个加勒比国家和地区发现了基孔肯雅热的本地传播。这种疾病已经蔓延到了南美。
描述	基孔肯雅热是一种急性发热蚊媒病毒性疾病,其特征是高热和多关节痛。
症状和体征	大多数感染者(80%)会有症状。对于近期曾到流行地区旅行并表现为高热和多关节痛的患者,应怀疑基孔肯雅病。 发热可分为两个阶段。关节痛表现为双侧和对称,主要影响手、足、手腕和足踝的周围关节。膝盖、肘部和肩膀也可能发生,臀部通常不会发生。肌痛、头痛、乏力、结膜炎和恶心也会发生。40%~50%的病例为一过性(3~4 天)斑丘疹,影响面部、躯干和四肢。与登革热不同,出血非常罕见。感染后并发症可为吉兰-巴雷综合征,患者可能发展为慢性多发性关节炎,在初次感染 1 年后仍有多达 20%的患者主诉关节痛。
诊断检测	血清可用于检测病毒、病毒核酸或基孔肯雅病毒特异性 IgM。根据 CDC 的报告，感染 3 天可以检测到病毒,8 天可以检测到病毒 RNA,IgM 在出现症状的 1 周内升高。感染后 2 周内 IgG 会升高。由于基孔肯雅病与寨卡病毒和登革热具有相似的表现，寨卡病毒和登革热的检测也应考虑在内。更详细的信息可以在 CDC 网站上找到。
治疗	支持治疗。
预防	预防蚊虫叮咬。
备注	基孔肯雅热后多发性关节炎类似于类风湿关节炎(RA)。区分这两种疾病需要严谨的病史和诊断检测。基孔肯雅热 IgG 在初次感染后数年内应保持较高水平。

第 10 章

由老鼠、跳蚤、虱子和恙螨传播的疾病

肾综合征出血热

别名	HFRS,流行性出血热,朝鲜出血热,东北出血热。
病原体	布尼亚病毒科的汉坦病毒属:汉坦病毒(HTNV)、萨雷玛病毒(SAAV)、汉城病毒(SEOV)、普马拉病毒(PUUV)和多布拉伐病毒(DOBV)。
传播途径	通过受感染的啮齿类动物的排泄物、唾液和尿液等,以气溶胶方式传播。
宿主	感染萨雷玛病毒和汉坦病毒的条纹田鼠、感染汉城病毒的挪威鼠、感染普马拉病毒的堤岸田鼠、感染多布拉伐病毒的黄颈田鼠。
潜伏期	1~8 周,平均 1~2 周。
地区分布	萨雷玛病毒主要分布在中欧和斯堪的纳维亚;汉坦病毒主要分布于东亚地区;汉城病毒在全球范围内均存在;普马拉病毒分布在斯堪的那维亚、西欧和俄罗斯西部;多布拉瓦病毒主要分布在巴尔干半岛。
发病高峰期	春季和秋季由于是鼠类繁殖季和人类农业活动季节,因此,是萨雷玛病毒和汉坦病毒引起发病的高峰期。
描述	肾综合征出血热(HFRS)是一种病毒性人畜共患病,由接触受感染的啮齿动物的排泄物、尿液或唾液的气溶胶而被传染。感染分为 5 个临床阶段:发热期、低血压期、少尿期、利尿期和恢复期。
症状和体征	发热期:以流感样症状为主,包括发热、寒战、头痛、乏力、恶心、呕吐、腹泻、咳嗽、腹部和背部疼痛。常出现结膜炎、视力模糊、点状瘀点。低血压期:严重毛细血管渗漏综合征、水肿、低血压、心动过速、血小板减少。少尿期:以伴有尿蛋白排出的肾衰竭为特征。利尿期:利尿多尿,每天可达数升。恢复期:恢复期时间较长。
诊断检测	是否有受感染啮齿类动物的暴露史是诊断关键。实验检测结果显示血小板减少,白细胞增多伴"核左移",出现未成熟的髓系细胞和非典型淋巴细胞。血清学、PCR 和免疫组织化学检测可以确诊。
治疗	支持治疗。早期可服用利巴韦林,必要时可采取血液透析。完全恢复可能需要数周到数月。
备注	人与人之间的传播极为罕见,主要通过灭鼠来预防感染。汉坦病毒和多布拉伐病毒感染通常会导致严重症状,而汉城病毒和萨雷玛病毒感染症状通常较为温和,普马拉病毒感染是轻微的,通常无明显症状。

汉坦病毒肺综合征

别名	汉坦病毒心肺综合征。
病原体	美国布尼亚病毒科汉坦病毒属:辛诺柏病毒(SNV)、纽约病毒(NYV)、长沼病毒(BAYV)、黑港渠病毒(BCCV)、安第斯病毒(ANDV)。
传播途径	通过受感染的啮齿类动物的排泄物、唾液和尿液等,以气溶胶方式传播。
宿主	感染 SNV 的鹿鼠、感染纽约病毒的白足鼠、感染 BCCV 的棉鼠、感染 BAYV 的稻田大鼠、感染 ANDV 的长尾稻鼠。
潜伏期	1~4 周。
地区分布	美国和加拿大(SNV)、美国东北部(纽约汉坦病毒)、美国东南部(河口病毒)、佛罗里达(BCCV)、南美洲(ANDV)。
发病高峰期	全年均有发病,夏秋季为流行高峰。
描述	汉坦病毒肺综合征(HPS)是一种病毒性人畜共患病,主要通过接触受感染啮齿动物的排泄物、尿液或唾液等的气溶胶引发感染。感染分为 3 个临床阶段:前驱期、心肺期和恢复期。
症状和体征	前驱期:流感样症状,包括发热、头痛、肌痛、恶心、呕吐和腹泻,呼吸系统症状轻微,前驱期症状可能会被误认为肠胃炎,症状持续时间为 3~5 天。心肺期:出现严重呼吸困难、干咳、肺水肿和循环衰竭,经常需要机械通气,此阶段仅持续 24~48 小时。恢复期:此阶段开始出现大量利尿。
诊断检测	是否有受感染啮齿类动物的暴露史是诊断关键。实验室结果显示白细胞增多伴随核左移,出现非典型淋巴细胞、凝血障碍、血小板减少、肝酶升高、肾衰竭和蛋白尿。血清学、PCR 和免疫组织化学检测可以确诊。
治疗	支持治疗。早期服用利巴韦林可能有益。必要时可行气管插管,包括机械通气,也可使用体外膜氧合治疗。
备注	重症监护病房的早期治疗可以挽救生命。农村地区家庭及周围的鼠患是暴露于汉坦病毒的主要风险。该病在鼠患年份最为高发。安第斯汉坦病毒可导致人际传播。

鼠疫

别名	黑死病、大瘟疫。
病原体	鼠疫耶尔森菌。
媒介	鼠蚤(印鼠客蚤)。
宿主	大鼠、小鼠、其他啮齿类动物、狐狸、郊狼、野猫。
潜伏期	2~6 天。
地区分布	美国西南部、南美洲、非洲和亚洲。
发病高峰期	鼠疫耶尔森菌是造成鼠疫流行的罪魁祸首。14 世纪中叶,鼠疫是一种全球大流行病, 由感染跳蚤的老鼠沿着贸易路线传播到世界各地。鼠疫已经成为某些农村地区的地方病,如美国西南部。
描述	鼠疫是一种啮齿动物的人畜共患病,通过受感染的跳蚤叮咬传染给人类。根据感染途径的不同,有 3 种临床分型:腺鼠疫、败血型鼠疫和肺鼠疫。腺鼠疫是最常见的形式,由被感染的跳蚤叮咬引起。鼠疫耶尔森菌从叮咬部位进入,通过淋巴系统到达最近的淋巴结,大量繁殖并引起剧痛的淋巴结肿大(腹股沟淋巴结炎)。这些腺肿会形成溃疡,演变成开放性溃疡。当感染的细菌进入血液时,就会引发败血症型鼠疫,败血症型鼠疫可原发于跳蚤叮咬或继发于晚期腺鼠疫。肺鼠疫分为原发性和继发性。原发型肺鼠疫是由吸入另一名肺鼠疫患者的含菌飞沫而引起的, 而继发性肺鼠疫则发生在晚期腺鼠疫扩散到肺部时。
症状和体征	腺鼠疫的特征是高热、寒战、虚弱、疲劳和头痛,同时快速出现淋巴结肿大伴疼痛。随着时间的推移,肿大的淋巴结可化脓溃破。患者可能出现低血压、休克和弥散性血管内凝血(DIC)。血凝块可以阻塞小动脉并引起肢端坏疽,这也是鼠疫被称作"黑死病"的原因。 败血症型鼠疫的特征是突发高热,无淋巴结肿大形成。可出现恶心、呕吐和腹泻等症状。迅速进展为低血压和休克,死亡率很高。 肺鼠疫的特点是发热、咳嗽、呼吸困难和咯血。常出现肺实变。
诊断检测	实验室检测结果显示白细胞计数(WBC)升高,主要是未成熟的中性粒细胞。可出现尿素氮/肌酐升高,肝酶升高和血小板减少。血液培养通常呈阳性。可通过在肿大的淋巴结、血液或痰液样本中鉴定出鼠疫杆菌确诊。在部分国家有快速诊断检测试剂盒可进行血清学检查。
治疗	链霉素和庆大霉素是一线药物。多西环素、环丙沙星和氯霉素也是有效的治疗选择。多西环素或环丙沙星可用作暴露后预防。有可供实验室和现场工作人员接种的疫苗。

钩端螺旋体病

病原体	钩端螺旋体。
宿主	啮齿动物、小型哺乳动物、家养动物和家畜都可能患有慢性肾钩端螺旋体病,并且终身可通过尿液排出细菌。
潜伏期	4~14 天。
地区分布	全球范围均有分布。热带气候地区的地方病,在一段时期的强降雨后可出现发病高峰。
描述	钩端螺旋体病是一种人畜共患病,由接触宿主动物具有传染性的尿液引起。通过受污染的土壤或水间接接触尿液是最常见的传播方式。该病表现为轻度自限性感染,但 10%的患者可进展为严重危及生命的疾病。
症状和体征	轻症:高热、寒战、头痛、肌痛、腹痛、恶心、呕吐、腹泻、结膜炎。重症:主要特征包括肾衰竭、肝衰竭、黄疸、脑膜炎、心肌炎、心律失常或心力衰竭、肺炎伴肺出血。
诊断检测	诊断基于高度怀疑。可应用 IgM 和 IgG 血清学检测,一些国家可进行快速诊断检测。显微凝集试验(MAT)显示血清学检测呈阳性可以确诊。
治疗	轻症:口服多西环素、阿莫西林是有效的治疗方法。阿奇霉素可以代替多西环素,且副作用小。重症:重症患者需静脉注射青霉素 G 或头孢曲松进行治疗。青霉素可引起赫氏反应(JHR)。虽然糖皮质激素在治疗严重钩端螺旋体病方面可能有一些益处,但仍需进一步研究。
预防	钩端螺旋体病的高风险人群,可考虑每周口服多西环素 200mg 进行化学预防。
备注	坊间流传着这样一个传说:一个人使用了被干老鼠尿污染的未清洗的苏打罐,从而感染了钩端螺旋体病。

鼠咬热

别名	念珠状链杆菌性鼠咬热(北美)、小螺菌鼠咬热或鼠毒(亚洲)、哈弗希尔热(因摄入受污染的食物或水而感染)。
病原体	鼠咬热是一种由念珠状链杆菌(北美)或小螺菌(亚洲)感染所引起的传染病。这些细菌是啮齿类动物正常呼吸菌群的一部分。
宿主	主要是大鼠,小鼠、沙鼠和雪貂也可以作为宿主。
潜伏期	念珠状链杆菌,2~10 天;小螺菌,2~4 周。
地区分布	念珠状链杆菌性鼠咬热在多数大陆都有报告,但主要是在北美地区。小螺菌性鼠咬热常见于亚洲。
描述	鼠咬热是一种人畜共患病,被受感染的啮齿动物咬伤或食用被细菌污染的食物或水可引起发病。
症状和体征	念珠状链杆菌性鼠咬热:潜伏期短,发病后可出现发热、寒战、头痛、恶心和呕吐等症状。在发热后 2~4 天,四肢出现斑丘疹,50%的患者会发展为多发性关节炎。咬痕通常愈合良好,没有局部淋巴结病。 小螺菌鼠咬热:潜伏期较长,发病后出现发热、寒战,咬痕处溃疡伴淋巴管炎和淋巴结病。关节炎很少见,但面部、躯干和四肢常出现红棕色黄斑皮疹。 哈希尔热:发热、寒战、僵硬、虚脱、肌痛、关节痛、皮疹及严重恶心和呕吐。感染后未经治疗死亡率约为 10%。
诊断检测	有老鼠或其他宿主动物接触史,伴皮疹、发热和关节炎症状的应当被怀疑患有鼠咬热。实验室结果显示白细胞增多,伴有核左移,轻到中度贫血。念珠状链杆菌很难培养,革兰染色可被鉴定为革兰阴性多形杆菌。小螺菌不能培养,需要在暗视野下显微镜观察或鉴别染色。25%的链球菌病例可出现梅毒假阳性,50%的小螺菌病例可出现梅毒假阳性。
治疗	有效的治疗方法包括阿莫西林/克拉维酸或多西环素。
预防	避开老鼠,特别是在野外。妥善处理家鼠,避免它们咬人。在处理动物和清洁笼子后需要洗手。被老鼠咬伤后应预防性使用抗生素治疗。

战壕热

别名	胫骨热、城市战壕热、五日热。
病原体	五日热巴尔通体。
媒介	人体虱子(体虱)。
宿主	人。
潜伏期	3~38 天,平均 12~25 天。
地区分布	全球性分布。
描述	战壕热是一种通过体虱传播的人畜共患细菌感染性疾病,典型表现为 5 天的回归热并伴有头痛、头晕和胫骨疼痛。这种疾病在第一次世界大战的堑壕战中最常见,而在第二次世界大战中报告的病例较少。"城市战壕热"也曾被报道出现在流浪汉人群中。
症状和体征	经过较长的潜伏期,患者表现为发热、眼眶后头痛、全身不适、头晕、关节痛、肌痛、脾大、胫痛和躯干皮疹。可能也会出现单纯持续 4~5 天的反复发热,表现为 4~5 天多次发作的回归热,也可能持续 2~6 周。五日热巴尔通体感染更常见于流浪汉和 AIDS 患者,表现为"城市战壕热",伴或不伴心内膜炎的菌血症、杆菌性血管瘤病和(或)肝紫癜病。
诊断检测	对于流浪汉或已知接触过体虱并伴有胫骨疼痛和反复发热的人群,应怀疑是否患有战壕热,需进行血清学检查和血培养,但五日热巴尔通体难以培养。当怀疑心内膜炎和(或)杆菌性血管瘤病时,应进行 PCR、血培养和免疫组织化学检测。
治疗	对于无心内膜炎的患者,有效治疗方法为连续 4 周每天使用多西环素,连续 2 周每天使用庆大霉素。无症状感染者可口服多西环素治疗 15 天。存在杆菌性血管瘤病或肝紫癜病的 AIDS 患者,应使用多西环素、红霉素或阿奇霉素至少 3 个月。心内膜炎需要更频繁地使用庆大霉素和连续 6 周使用多西环素,可加用头孢曲松或其他第三代头孢菌素治疗心内膜炎。
预防	注意卫生,避免虱子。可用伊维菌素治疗虱病患者,应使用热水清洗他们的衣物和床上用品,必要时可使用杀虫剂处理。

恙虫病

病原体	恙虫病东方体。
媒介	恙螨。
宿主	小型啮齿动物。
潜伏期	7~10 天。
地区分布	亚洲环太平洋地区。夏秋季是发病高峰。农民由于经常接触灌木丛，因此恙螨暴露增加，发病率较高。
描述	恙虫病是恙虫病立克次体所致的人畜共患传染病，通过恙螨传播。环太平洋地区接触灌木丛的农民常见这种恙螨。地理位置、临床表现、局部淋巴结病变和焦痂有助于诊断。
症状和体征	该病有轻度前驱症状，也可突然发生。症状包括发热、寒战、头痛、弥漫性肌痛和全身不适，发热可持续长达 2 周。可在叮咬部位出现局部淋巴结肿大和特征性焦痂，约 50% 的患者会形成从腹部扩散到面部和四肢的非瘙痒性离心性红斑疹/斑丘疹。也可出现恶心、呕吐、腹泻、肝脾大、咳嗽和相对心动过缓。这种疾病可能导致多系统器官功能障碍与妊娠期自然流产。
诊断检测	这种疾病的诊断和治疗往往基于临床怀疑。血清学检查是最常用的实验室检测方法，PCR 检测可用于血液、焦痂或淋巴结活检。恢复期 IgG 增加 4 倍可以确诊。
治疗	有效的治疗方法包括每天 2 次多西环素或每天 4 次氯霉素，持续服用 1 周。妊娠期或多西环素耐药可使用阿奇霉素。另外，如果怀疑有多西环素耐药，可以在多西环素的基础上加入利福平。
预防	到恙虫病流行国家的农村地区旅行时，应避免接触恙虫，并使用避蚊胺等驱蚊剂。

流行性斑疹伤寒

别名	虱传斑疹伤寒、监狱热。
病原体	普氏立克次体。
媒介	人的体虱和头虱。
宿主	人。飞鼠是潜在的动物宿主。
潜伏期	5~23 天，平均 10~14 天。
地区分布	全球均可发生。最近的病例多分布在布隆迪、卢旺达和埃塞俄比亚。
描述	流行性斑疹伤寒是一种人畜共患病，通过人的体虱或头虱传播。最近在美国的案例表明飞鼠是潜在的动物宿主。
症状和体征	急性：早期可出现高热、寒战、头痛、神志不清、肌痛、咳嗽、呼吸困难、气促、关节痛、恶心和腹痛等症状，随后可出现暗黄色离心性斑丘疹，面部、手掌和足底未见皮疹。64%的人在患病几天后会出现皮疹。如果不治疗，死亡率约为 40%。 布里尔–津瑟病（复发型斑疹伤寒）：既往感染过流行性斑疹伤寒且免疫功能下降的人可能会在数年或几十年后复发。这种情况主要发生在老年人当中，与最初感染相似，但症状较轻，皮疹也较轻。很少有症状严重或死亡的情况出现。
诊断检测	实验室检查显示血小板减少症、低钠血症、低钙血症、低白蛋白血症和肝酶升高。白细胞显示正常、升高或降低。PCR 检测可以及时确诊，而血清学多在回顾时确诊。在恢复期 IgG 增加 4 倍可以确诊。
治疗	有效的治疗方法包括多西环素每天 2 次，持续 1 周；或氯霉素每天 4 次，持续 5 天。
预防	避开接触飞鼠。对人、床上用品和衣物进行灭虱活动可以减少人虱的传播。如果暴露可能性较高，可每周口服 200mg 多西环素进行化学预防。
备注	拥挤、人口过剩、战争和饥荒都与流行性斑疹伤寒发病率的增加有关。

地方性斑疹伤寒

别名	鼠型斑疹伤寒、蚤传斑疹伤寒。
病原体	地方性斑疹伤寒立克次体(莫氏立克次体)。
媒介	鼠蚤(印鼠客蚤);猫蚤和小鼠蚤作为带菌者的情况较少见。
宿主	大鼠。
潜伏期	1~2 周。
地区分布	全球性分布。美国的报告病例主要在得克萨斯州、加利福尼亚州和夏威夷。
描述	地方性斑疹伤寒是一种人畜共患病,由受感染鼠蚤传播给人类。
症状和体征	在发病初期出现发热、寒战、头痛和肌痛等症状,随后出现轻微的离心性斑丘疹(手掌和足底少见)。在患病几天后,20%~50%的患者可出现皮疹。也可出现恶心、呕吐、腹泻和腹痛等症状,以儿童更为常见。严重时会引起咳嗽、呼吸困难、肝功能障碍、急性肾损伤和脾大甚至破裂。
诊断检测	实验室检查显示血小板减少、低钠血症、低白蛋白血症和肝酶升高。白细胞可正常、升高或降低。可能存在贫血。该病的诊断和治疗通常是基于临床怀疑,因为在回顾疾病时血清学检测大多可确诊。
治疗	有效的治疗方法包括多西环素每天 2 次,持续 1 周;或氯霉素每天 4 次,持续 5 天。
预防	灭鼠,减少宿主数量。对家养宠物,特别是猫采取适当的灭蚤措施。
备注	已发现一种类似地方性斑疹伤寒的临床疾病图是由猫蚤携带的猫立克次体引起的,负鼠和猫是潜在的宿主。

沙粒病毒科

淋巴细胞脉络
丛脑膜炎

- 病原体:淋巴细胞脉络丛脑膜炎(LCM)病毒。
- 媒介:小家鼠的尿液。
- 地区分布:全球性分布。CDC 估计 5%的美国家鼠携带 LCM 病毒。
- 潜伏期:8~13 天。
- 症状:LCM 是一种双相性发热性疾病。初始症状为发热、不适、头痛、肌痛、呕吐。某些患者在疾病第二阶段会出现发热、脑膜炎、脑炎、脑膜脑炎,也可出现急性脑积水。总体死亡率很低。有些患者可发展为感染性心肌炎、鼻炎和(或)关节炎。
- 诊断:腰椎穿刺(LP)显示初始压力上升,脑脊液蛋白含量增加其含有大量淋巴细胞。
- 治疗:支持治疗。

病毒性出血热

- 病毒性出血热是由沙粒病毒导致的,通过啮齿动物的排泄物传播给人的疾病。拉沙热是病毒性出血热中最典型体现,临床认为早期使用利巴韦林可能对治疗有利。

疾病	病毒	媒介	地区分布	发现时间
阿根廷出血热	胡宁病毒	旱地暮鼠	阿根廷	1958
玻利维亚出血热	马秋波病毒	大暮鼠	玻利维亚	1963
巴西出血热	萨比亚病毒	未知的啮齿动物	巴西	1993
查帕雷出血热	查帕雷病毒	未知的啮齿动物	玻利维亚	2008
拉沙出血热	拉沙病毒	多乳鼠	非洲西部	1969
卢约出血热	卢约病毒	未知的啮齿动物	南非	2008
委内瑞拉出血热	瓜纳里托病毒	短尾蔗鼠	委内瑞拉	1989

第 11 章

口咽部感染

扁桃体周围脓肿

别名	扁桃体周炎。
病原体	需氧细菌:链球菌、葡萄球菌、嗜血杆菌。 厌氧细菌:梭杆菌、消化链球菌、普氏菌、拟杆菌。
潜伏期	不固定,患者通常在最初炎症症状出现几天后发病。
地区分布	全球。
描述	扁桃体周围脓肿(PTA)是临床实践中一种常见的软组织脓肿,可为原发,也可继发于未经治疗的扁桃体炎。
症状和体征	PTA 的症状一般呈渐进发展, 最先出现感染侧同侧的吞咽痛和咽喉痛,随之出现发热、乏力、疼痛加重、感染侧淋巴结肿大和颈痛、口臭以及发音低沉等症状。重症患者可出现张口困难和(或)流涎。并发症包括勒米雷综合征,这是一种颈内静脉血栓性静脉炎,多由厌氧梭杆菌导致。
诊断检测	根据典型的临床表现即可确诊。对口咽部进行检查,可发现红肿、扁桃体区肿大以及悬雍垂偏向未感染侧。如果出现张口困难,行静脉注射造影剂的颈部软组织 CT 即可诊断 PTA, 还可排除其他类型的软组织脓肿/深部感染。在穿刺吸脓或切开排脓时可进行革兰染色和组织培养。实验室检测可发现白细胞增多和 CRP 升高。
治疗	可由外科医生或耳鼻喉科医生在床旁进行针吸或切开引流。引流后需使用足量的抗生素进行治疗,包括青霉素以及克林霉素(青霉素过敏者),可选择联合甲硝唑。门诊抗生素治疗首选阿莫西林加克拉维酸。

白喉

病原体	白喉杆菌。
潜伏期	2~5 天。
地区分布	全球。白喉在美国非常罕见,仅次于疫苗接种地区。
描述	白喉是一种可用疫苗预防的呼吸道细菌性传染病,引起该病的白喉杆菌是一种革兰染色阳性、排列不规则、可分泌毒素的细菌。鼻咽部到气管支气管树的任何部位都可以发生感染,但扁桃体和口咽部(咽扁桃体部)是最常见的感染部位。白喉因其特有的灰白色假膜而得名。
症状和体征	一些患者在感染后成为无症状携带者。 咽扁桃体白喉(咽白喉):症状一般呈渐进性发展,最初表现为吞咽痛、咽部红肿和咽喉痛,接着出现低热、寒战、乏力、疲劳、疼痛加剧和淋巴结肿大。通常会形成由白细胞、纤维蛋白和坏死组织凝结而成的特征性灰白色假膜。这层膜可经呼吸道进行传播,产生更严重的症状。 鼻白喉:累及鼻咽部的最典型症状是鼻塞和黏液脓性血性鼻涕。 喉白喉:如果假膜延伸至喉可出现"白喉性哮吼",可导致呼吸损伤。喉白喉患者可表现为"犬吠样"咳嗽、喘鸣、声音嘶哑、明显的颈部肿胀(公牛颈)等,甚至出现缺氧和发绀。除了造成局部损伤之外,白喉毒素可吸收入血对心脏、肾脏和(或)神经系统造成损伤。
诊断检测	应对患者鼻咽部和口咽部进行采样,并接种在 Loffler 或 Tindale 培养基上。革兰染色可呈现出棒状汉字样排列的阳性结果。PCR 和酶联免疫吸附试验(ELISA)可用来检测白喉毒素。
治疗	隔离患者,抗生素和马血清抗毒素治疗是关键性治疗方法。抗生素可选择红霉素或青霉素,疗程 14 天。在抗生素治疗 48 小时后,患者便不再具有传染性。白喉抗毒素可从 CDC 获得,需根据疾病阶段和严重程度使用相应的剂量。

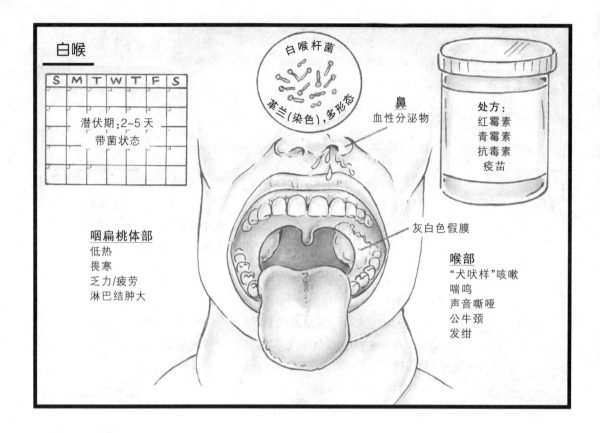

疱疹性咽峡炎

病原体	柯萨奇病毒 A 组是导致疱疹性咽峡炎最常见的病原体。除此之外,柯萨奇病毒 B 组、肠道病毒 71 型和埃可病毒也可导致该疾病。
潜伏期	约 4 天。
地区分布	全球。
描述	疱疹性咽峡炎是一种以发热和口咽部疱疹为特征的累及婴幼儿、儿童和年轻人的病毒性传染病。夏季多发,成人偶感染。
症状和体征	急性起病,表现为发热、食欲减退、乏力、咽喉痛、头痛以及颈痛等。发病后 2 天内,扁桃体柱、悬雍垂、软腭和咽喉壁可出现病毒黏膜疹,硬腭和舌头也可出现病损。典型的黏膜疹由几个(5~10 个)红疹组成,逐渐发展为水疱,进而形成溃疡。溃疡直径一般小于 5mm,在病程 1 周后痊愈。
诊断检测	往往结合典型的临床表现即可确诊。
治疗	支持治疗。可使用对乙酰氨基酚和(或)布洛芬缓解疼痛。因疼痛而无法进食的婴幼儿需进行静脉输液。老年患者可使用"神奇漱口水"(Magic Mouthwash)或者利多卡因漱口水,含漱后吐出。

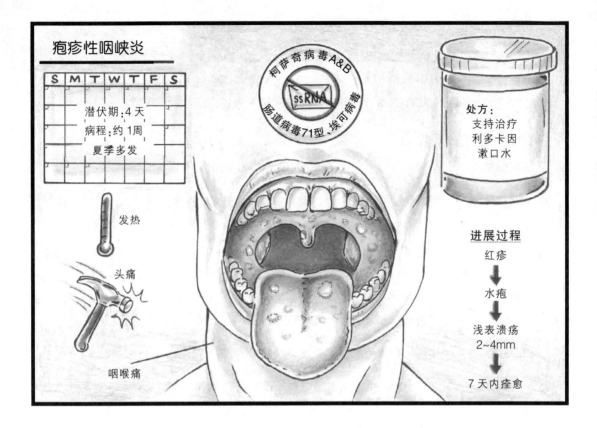

疱疹性咽峡炎

S	M	T	W	T	F	S

潜伏期:4 天

病程:约 1 周

夏季多发

发热

头痛

咽喉痛

柯萨奇病毒A&B
ssRNA
肠道病毒71型、埃可病毒

处方:
支持治疗
利多卡因
漱口水

进展过程

红疹
⬇
水疱
⬇
浅表溃疡
2~4mm
⬇
7 天内痊愈

鹅口疮

别名	口腔念珠菌病、念珠菌性口炎。
病原体	白色念珠菌。
潜伏期	不固定。
地区分布	全球。
描述	念珠菌可以感染多种黏膜,包括口腔、食管和阴道黏膜。口腔念珠菌病有两种表现形式:假膜性和萎缩性。鹅口疮属于假膜性口腔念珠菌病,常见于婴幼儿、使用吸入糖皮质激素的患者以及免疫系统功能不全(如 AIDS、使用免疫抑制剂、化疗等)的患者。萎缩性或红斑性念珠菌病无假膜,常见于戴假牙的老年人。抗生素使用与外阴阴道念珠菌病有关,而食管念珠菌病与 HIV/AIDS 有关。
症状和体征	尽管大部分鹅口疮病例是无症状的,但患者会因形成的假膜而继发味觉减退或口腔的轻微刺激。萎缩性念珠菌病会使假牙佩戴者感到疼痛。如果患鹅口疮的 HIV/AIDS 患者出现吞咽痛,需要进行食管念珠菌病的筛查。
诊断检测	通常可由临床表现做出诊断。使用压舌板可以很容易地刮去假膜,但会引起轻微的出血。标本可送去制备 KOH 涂片和显微镜镜检。
治疗	经典疗法是含漱并吞下制霉菌素,每日 4 次。在口腔颊面放置克霉唑片并含化,每日 5 次,比制霉菌素疗效更好。在局部治疗无效的情况下,可口服氟康唑。

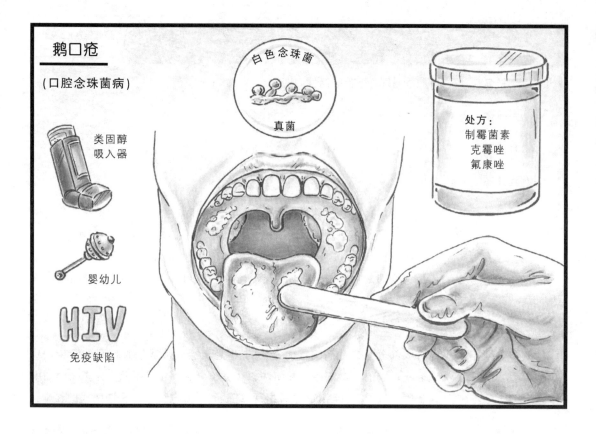

链球菌性咽炎

别名	脓毒性咽炎。
病原体	A 组链球菌(GAS),又名:化脓性链球菌。
潜伏期	2~5 天。
地区分布	全球。
描述	链球菌性咽炎是最常见的细菌性咽炎,在冬末和初春多发。常见并发症包括风湿热、链球菌感染后肾小球肾炎和扁桃体周围脓肿。
症状和体征	急性发病,无咳嗽,可有发热、食欲减退、乏力、咽喉痛、头痛、腹痛、恶心和呕吐等症状。部分患者可出现扁桃体肿大(有渗出物或无渗出物)、咽部红肿、口腔瘀点和颈淋巴结肿大,触痛明显。一些患者甚至还会出现猩红热样皮疹。
诊断检测	可通过快速链球菌测试(RADT)和咽喉部标本培养进行诊断,后者是金标准。
治疗	治疗的目的是缓解疾病的严重程度,减少传播,并降低并发症(如风湿热)的发生率。青霉素、阿莫西林和头孢菌素对治疗本病十分有效。青霉素过敏者可使用红霉素、克林霉素和大环内酯类。
改良中心标准	可利用改良中心标准估计患者发生链球菌性咽炎的可能性。根据患者所具有的危险因素的多少计分,最终得分为–1~5 分,得分越高,患者患链球菌性咽炎的可能性越高。

标准	
发热>38℃	+1
分泌物	+1
有触痛的淋巴结	+1
无咳嗽	+1
3~14 岁	+1
15~44 岁	0
≥45 岁	–1

解释	
总分	链球菌性咽炎可能性(%)
0	1~2.5
1	5~10
2	11~17
3	28~35
≥4	51~53

第 12 章

病毒性传染病

埃博拉

别名	埃博拉出血热。
病原体	埃博拉病毒。
宿主	果蝠。
潜伏期	2~21 天,平均 8~10 天。
地区分布	西非和中非。
描述	埃博拉病毒病是一种引起人和灵长类动物发生出血热的病毒性传染病,死亡率高。蝙蝠被认为是埃博拉病毒的动物宿主,而人类最初是通过食用野味(蝙蝠、大猩猩、黑猩猩、鼩鼱和小羚羊等)感染该病毒。一旦人感染了埃博拉病毒,便可以通过接触感染者的血液或体液(包括黏液、粪便、呕吐物、唾液、母乳、精液以及汗液)产生人际传播,其中血液、呕吐物和粪便是传染性最高的体液。尸体也可具有传染性,因此,在葬礼期间安放和接触尸体的人有感染埃博拉病毒的风险。
症状和体征	早期症状类似流感,表现为发热、寒战、乏力、虚弱、头痛和肌肉酸痛,紧接着出现恶心、呕吐、水样腹泻、腹痛和斑丘疹等症状。重症病例可出现肾衰竭、转氨酶升高、DIC 和出血等表现。出血的征兆包括便血、瘀点瘀斑、黏膜出血和吐血。
诊断检测	ELISA、IgM/IgG、病毒分离、免疫组化和 PCR 检测都可用以诊断埃博拉病毒病。
治疗	支持治疗。试验性治疗和疫苗尚在研发中。
扩展	埃博拉病毒属目前有 5 种病毒亚型:扎伊尔型(ZEBOV)、本迪布焦型(BDBV)、科特迪瓦型(TAFV)、苏丹型(SUDV)和雷斯顿型(RESTV)。马尔堡病毒是另一种可引起病毒性出血热暴发的丝状病毒,与埃博拉病毒密切相关。

狂犬病

别名	恐水症。
病原体	狂犬病病毒。
宿主	美国以蝙蝠、浣熊、臭鼬和狐狸为主要宿主,发展中国家则以犬为主。
潜伏期	多数病例为 1~3 个月,也可长达数年。
地区分布	全球,亚洲和非洲地区发病率最高。
描述	狂犬病是一种致命的病毒性人畜共患病,病毒可经被感染动物的唾液传染给人类。在经过一个相对较长的潜伏期后,患者出现中枢神经系统受损的相关症状,随后死亡。该病有两种表现形式:脑型(狂躁型狂犬病)和麻痹型(静型狂犬病)。最典型和最常见的表现形式是狂躁型,典型表现为恐水,试图饮水时可引起咽喉肌痉挛。
症状和体征	前驱期症状包括发热、头痛、乏力、恶心、呕吐和咬伤部位的疼痛或异样感觉。当病毒侵入中枢神经系统后,患者将会表现为两种疾病类型中的一种。 狂躁型狂犬病:是最常见的类型(70%),典型表现有恐水、失眠、精神错乱、妄想、焦虑、高度兴奋和幻觉等,逐渐发展为昏迷并最终死亡。 麻痹型狂犬病:约占 30%,表现为上行性弛缓性麻痹、发热、精神错乱、昏迷和死亡。
诊断检测	取咬伤部位皮肤组织行免疫荧光法,用唾液或皮肤标本进行 PCR 检测和(或)对血清或脑脊液(CSF)标本进行抗狂犬病病毒抗体检测。
治疗	支持治疗。多数患者在进入昏迷状态后 10 日内死亡。无论是暴露前预防还是暴露后预防,均可进行疫苗接种,暴露前预防推荐用于兽医、狂犬病研究人员和旅行者,需在第 0、7 和 21 或 28 天接种疫苗。暴露后预防需在第 0、3、7 和 14 天接种疫苗,免疫缺陷者还需要在第 28 天加种第 5 剂。除了疫苗接种之外,狂犬病免疫球蛋白也可用于暴露后预防,需在第 0 天根据体重注射相应剂量,且一半的剂量要尽可能靠近伤口给药。接受过暴露前疫苗接种预防措施的人群在暴露后不需要注射免疫球蛋白,但应在第 0 和第 3 天加强注射疫苗一次。正确的洗手以及咬伤后使用碘酒清洗伤口都有助于减少狂犬病的传播。

HIV 感染相关的机会性感染

本表总结了常见的 HIV 感染相关的机会性感染,并按照不同的器官系统和 CD4+ T 淋巴细胞计数水平分别阐述。HIV 感染者的病毒载量水平反映了其所具有的传染力大小,CD4+ 细胞计数则可以反映感染者免疫系统的健康状况。此外,CD4+ 细胞计数水平还可以反映患者患机会性感染的风险高低以及何时需要进行预防性治疗。

不论 CD4+ 细胞计数水平

结核病

HIV 感染者患 TB 的风险较高,因此,无论 CD4 细胞计数如何,都应进行结核菌素纯蛋白衍生物(PPD)筛查。为防止活动性结核病的发生,应及时对结核分枝杆菌潜伏感染者进行治疗。

口腔念珠菌病

HIV 感染者在病程的任一时间都可能患鹅口疮, 但在 CD4+≥500 个/μL 的感染者中较为少见。随着 CD4+ 细胞的减少(≤200 个/μL),HIV 感染者鹅口疮的发病率逐渐增加。反复感染念珠菌意味着患者 HIV 感染的病程发生进展。口腔念珠菌病的治疗方法包括:日服氟康唑,1~2 周;制霉菌素含漱并吞下,每日 4~5 次,1~2 周;克霉唑片剂,每日 4~5 次,1~2 周。

卡波西肉瘤

卡波西肉瘤(KS)是一种不论 CD4+ 细胞计数多少都可出现的 AIDS 相关疾病,在 CD4+≤250 个/μL 的感染者中更为常见。这种肿瘤由人疱疹病毒 8 型(HHV-8)引起,典型表现为皮肤或黏膜出现红色、紫色、棕色或黑色的丘疹样病变。KS 和杆菌性血管瘤(BA)可能有相似的表现。

CD4+≤250 个/μL

球孢子菌病

居住在 HIV 流行地区, 且 CD4+≤250 个/μL 的 HIV 感染者患机会性感染的风险更高。CD4+<250 个/μL 的 HIV 感染者每年需进行 1~2 次血清学 IgM/IgG 筛查,阳性结果则表示活性病例。血清结果阳性但无临床症状的患者需要每日服用氟康唑进行治疗,直至 CD4+ 细胞计数>250 个/μL。

CD4+≤200 个/μL

细菌性肺炎

HIV 感染者在病程的任何时候都可能患细菌性肺炎, 而 CD4+ 计数较低的患者发病风险更高。CD4+≤200 个/μL 的 HIV 感染者每 5 年需接种一次 23 价肺炎球菌多糖疫苗来预防肺炎链球菌感染。

肺孢子菌肺炎

肺孢子菌肺炎是一种由酵母样真菌——耶氏肺孢子虫引起的 AIDS 相关疾病。症状主要有发热、寒战、干咳、胸痛和呼吸困难。有上述症状的易感人群应进行疑似诊断，尤其是那些 CD4+ 水平较低的 HIV 感染者。病程早期胸部 X 线片检查可显示正常，但多数表现为双侧毛玻璃影、间质浸润呈蝶状影。通过对痰标本或支气管肺泡灌洗液的检测即可确诊。CD4+≤200 个/μL 的 HIV 感染者需使用甲氧苄啶(TMP)或磺胺甲噁唑(SMX)进行预防性治疗。对磺胺过敏的患者可服用氨苯砜、含亚叶酸的氨苯砜-乙胺嘧啶、雾化喷他脒或阿托伐醌等 TMP/SMX 替代药物。治疗时首选 TMP/SMX，重症病例需加用泼尼松。

等孢子球虫病

等孢子球虫病是由原虫贝氏等孢子球虫引起的临床表现为无血、水样腹泻的疾病。本病主要分布在热带和亚热带地区，如加勒比地区和美国中、南部。免疫功能不全的患者可出现严重腹泻，若感染持续时长超过 1 个月则被视为严重的慢性 AIDS 相关疾病。可通过粪便镜检虫卵和虫体(O&P)确诊。急性感染可用 TMP/SMX，对磺胺过敏者可使用含亚叶酸的乙胺嘧啶或者环丙沙星作为替代药品。患者需要接受持续性的抗生素治疗直至 CD4+≥200 个/μL，随后还需持续治疗至少 6 个月。

CD4+≤150 个/μL

组织胞浆菌病

高流行区 CD4+≤150 个/μL 的患者需口服伊曲康唑 200mg/d 预防组织胞浆病，若 CD4 细胞增多并至少 6 个月维持在 150 个/μL 以上，可停止预防性治疗。对于中至重度活动性、播散性组织胞浆病，可静脉注射两性霉素 B 至少 2 周，随后每日使用伊曲康唑进行至少 12 个月的维持治疗。

CD4+≤100 个/μL

食管念珠菌病

食管念珠菌病多继发于口咽念珠菌病，主要症状包括胸骨下疼痛和吞咽痛。口咽念珠菌病可发生于 HIV 感染病程的任一阶段，当 CD4+≤200 个/μL 时发病率增加，而食管念珠菌病则多发生于 CD4+≤100 个/μL 的患者中。根据临床症状和上消化道内镜(EGD)检查可确诊食管念珠菌病。需进行全身性抗真菌治疗，患者在接受治疗的数日内症状将会得到改善。首选治疗包括使用 2~3 周氟康唑(口服或静脉注射)或伊曲康唑(口服)。

弓形虫病　　刚地弓形虫是一种寄生在细胞内的原虫,可使 CD4 细胞计数低(一般≤50
个/μL)的 HIV 感染者发生脑炎。原发性感染通常表现为无症状,患者一
般是通过摄入未煮熟肉中的虫囊或猫砂中的卵囊而感染。由于绝大多数
病例是由免疫缺陷宿主的组织虫囊复燃而发生,CD4+≤100 个/μL 和有
弓形虫暴露史(IgG 阳性)的患者应采取预防性措施,首选 TMP/SMX 作为
预防性用药,对磺胺过敏者可使用替代药品:氨苯砜、含亚叶酸的氨苯
砜-乙胺嘧啶、阿托伐醌或含亚叶酸的阿托伐醌-乙胺嘧啶。弓形虫脑炎
可表现为新的局灶性神经功能缺陷,如偏瘫或言语功能缺陷、癫痫或昏
迷。其他症状包括发热、头痛和精神异常。CT 或 MRI 显示多环强化性病
灶影。通过腰椎穿刺及 CSF PCR 即可确诊弓形虫病。首选含亚叶酸的乙
胺嘧啶和磺胺嘧啶进行联合治疗。

隐球菌感染　　新型隐球菌是一种可在低 CD4 细胞计数的 HIV/AIDS 患者中引起播散性疾
病的酵母菌。本病通常表现为亚急性脑膜脑炎或脑炎,常见症状包括发
热、乏力和头痛,不伴畏光和假性脑膜炎。腰椎穿刺和 CSF 分析即可确
诊,多数患者脑脊液压力明显增高。此外,还可对血清和脑脊液标本进行
隐球菌抗原(CrAg)检测。使用脑脊液墨汁涂片直接镜检,可发现出芽的
酵母样菌,外周有厚壁荚膜包裹。治疗方案有多种,主要是两性霉素 B、氟
胞嘧啶、氟康唑以及(或者)这些药物的组合。

隐孢子虫病　　隐孢子虫病是一种寄生在小肠黏膜的原虫所引起的水样、无血性腹泻疾病。
疾病的严重程度与免疫系统的健康状态相关。免疫功能正常的患者可表
现为无症状或仅有轻度的腹泻,而免疫功能缺陷的患者表现为发热、腹痛
和严重腹泻。CD4+≤100 个/μL 的患者更易出现严重症状和持续性感染。
治疗的重点是通过抗反转录病毒治疗(ART)提高患者 CD4 细胞的数量,
硝唑尼特或巴龙霉素可用于辅助治疗。

微孢子虫病　　微孢子虫是一种自然界广泛存在、经水传播的原虫,可导致免疫缺陷宿主发
生胃肠道(GI)疾病和腹泻,当患者 CD4+下降至≤100 个/μL 时,感染此病
的风险增加。治疗的重点是通过 ART 使 CD4+提高至≥100 个/μL,此时
腹泻症状即可消失。

CD4+≤50 个/μL

巨细胞病毒感染

巨细胞病毒（CMV）可引起 HIV/AIDS 患者局灶性或弥散性病变，通常当 CD4 细胞计数还未降到≤50 个/μL 时便可发生。HIV/AIDS 相关的巨细胞感染包括视网膜炎、食管炎、结肠炎和脑炎，其中巨细胞病毒视网膜炎最为常见。巨细胞病毒视网膜炎多为单侧(约 2/3 病例)，一般表现为视力改变，周边视力丧失、盲点和(或)飞蚊影，需由眼科医生进行眼底镜检查后才可确诊。巨细胞病毒食管炎可表现为胸痛、吞咽痛和恶心。EGD 可观察到溃疡和食管远端情况，并可提取活组织进行诊断。巨细胞病毒结肠炎的症状包括腹痛、食欲减退、体重下降和血性腹泻。结肠镜检查可发现黏膜溃疡。巨细胞病毒脑炎表现为发热、头痛和精神错乱，一般无局灶性神经功能缺损。经神经影像学可确诊本病，通过对腰椎穿刺提取的脑脊液进行 PCR 检测可证实巨细胞病毒的存在。巨细胞病毒感染的治疗药物包括更昔洛韦、缬更昔洛韦和膦甲酸。

鸟复合分枝杆菌感染

鸟复合分枝杆菌(MAC)感染是一种由鸟分枝杆菌或细胞内分枝杆菌引起的表现为局灶性或弥散性病变的机会性感染。局灶性病变一般表现为淋巴结炎，伴发热；弥散性病变则表现为发热，伴腹痛和腹泻。对疑似弥散性 MAC 感染的病例需进行分枝杆菌血液培养，而局灶性病变的血液培养结果为阴性。无活动性 MAC 感染且 CD4+≤50 个/μL 的患者，应进行初级预防措施。首选的预防性药物包括阿奇霉素或克拉霉素，利福布汀可作为替代药品。急性感染可使用联合乙胺丁醇的阿奇霉素或克拉霉素，含或不含利福布汀进行治疗。

杆菌性血管瘤病

杆菌性血管瘤病(BA)是由汉塞巴通体或五日热巴通体引起的以皮肤损害为主要表现的疾病，在 HIV 感染者中表现为红色或紫色、不分支的丘疹或结节。本病与卡波西肉瘤(KS)表现相似，需活检进行鉴别。治疗一般使用红霉素、多西环素或阿奇霉素。

天花

病原体	天花病毒。
潜伏期	7~17 天,平均 10~12 天。
地区分布	1980 年在全球范围内被消灭。
描述	天花是一种传染性高、疫苗接种可预防的病毒性传染病,于 1980 年在全球范围内被消灭。引起天花的病原体可分为大天花病毒和小天花病毒,其中大天花病毒引起的临床表现最为严重,发热的温度更高、皮疹更明显,死亡率高达 50%;小天花病毒引起的病症较轻,死亡率<1%。目前,研究者主要出于历史目的研究天花。
症状和体征	天花的典型临床表现需经过几个阶段,前驱期症状包括发热、乏力、头痛、肌肉酸痛、疲劳、腹痛、恶心、头痛和腹泻,接着出现口、舌黏膜疹,脸部皮疹,并逐渐向下离心性扩散。所有部位的皮损于同一阶段由斑疹发展为丘疹,进而形成水疱,接着是脓疱,最后结痂。患者在黏膜疹出现的早期阶段传染性最高,一旦所有皮损结痂完成并脱落,患者将不再具有传染性。皮疹形成至结束的过程约耗时 3 周。
诊断检测	CDC 有关天花诊断的指南推荐对皮损进行 PCR 检测和(或)进行血和血清检测。
治疗	支持治疗。患者需在空气传播感染隔离室中隔离。所有的天花疑似病例应与 CDC 联系。
备注	下表有助于区分天花和水痘。

	天花	水痘
发　热	出疹前 2~4 天	出疹的同时
出疹过程	缓慢	迅速
出疹阶段	相同	不同
瘙痒	无	有
皮疹深度	深	浅表
躯干皮疹	少	多
四肢皮疹	多	少
掌/跖部皮疹	多	少

传染性单核细胞增多症

别名	腺热、接吻病。
病原体	EB 病毒(EBV),又名:人疱疹病毒 4 型(HHV-4)。
潜伏期	4~6 周。
地区分布	全球。
描述	传染性单核细胞增多症是一种主要分布在青少年和年轻人中的病毒性传染病,典型症状包括发热、咽峡炎、淋巴结肿大和极度疲劳。由于病毒通过口腔分泌物传播,且在最初感染后的几个月内可存在于唾液中,传染性单核细胞增多症又被称为接吻病。此外,病毒还可经性行为传播。幼儿感染 EBV 通常表现为无症状或亚临床症状。
症状和体征	在高热、咽峡炎和淋巴结肿大典型症状出现以前,患者可发生轻度的前驱症状,如头痛、乏力和疲劳。极度疲劳是常见的症状,甚至在其他症状消失后还可持续数月。淋巴结肿大呈对称性分布,一般累及颈后部淋巴结。咽峡炎伴渗出性扁桃体炎也很常见,常被误诊为链球菌性咽炎。如果使用氨苄西林或阿莫西林治疗链球菌性咽炎疑似患者(实为传染性单核细胞增多症患者), 常会出现弥漫性斑丘疹。肝炎和脾大也是常见症状之一,患者可发生脾脏破裂,因此,需避免接触性运动至少 3~4 周。
诊断检测	实验室外周血涂片显示淋巴细胞增多≥50%,异型淋巴细胞增多≥10%。肝酶(ALT/AST)升高,呈自限性。传染性单核细胞增多症患者通常会产生嗜异性抗体,导致单滴试验结果阳性。此外,还可进行 IgM 和 IgG 抗体检测和 EBV DNA PCR 检测进行诊断。出现典型的全血细胞计数(CBC)异常表现和嗜异性凝集试验结果阳性足以确诊传染性单核细胞增多症。
治疗	支持治疗。
备注	急性巨细胞病毒(CMV)感染的临床表现与传染性单核细胞增多症类似,皆为自限性,治疗都主要为支持性疗法。IgM 和 IgG 抗体检测可区别 CMV 感染与 EBV 感染。

脊髓灰质炎

别名	小儿麻痹症。
病原体	脊髓灰质炎病毒,分Ⅰ、Ⅱ、Ⅲ三种血清型。
潜伏期	无瘫痪型,3~6 天;瘫痪型,7~21 天。
地区分布	非洲和亚洲。
描述	脊髓灰质炎是一种疫苗接种可预防的病毒性疾病,引起该病的病毒属于肠道病毒属,共有三种血清型。随着疫苗接种在全球范围内的普及,发达国家已经在很大程度上控制住了脊髓灰质炎,仅在非洲和亚洲出现部分脊髓灰质炎野病毒感染病例。
症状和体征	多数(约 72%)脊髓灰质炎病例为隐性感染。不累及中枢神经系统(CNS)的有症状感染(约 24%)表现为持续数日的发热、乏力、头痛、疲劳、咽痛、恶心和呕吐。这些轻度感染一般无 CNS 症状,称为"顿挫型脊髓灰质炎"。1%~5%有 CNS 症状的病例在发病后数天出现无菌性脑膜炎,痊愈后不会瘫痪,称为"无瘫痪型"。小部分有 CNS 症状的患者会出现选择性的神经元损伤,导致瘫痪型脊髓灰质炎。 总之,瘫痪型脊髓灰质炎占所有病例的比例<1%,表现为脊髓、延髓或两者混合麻痹。脊髓型是瘫痪型脊髓灰质炎最常见的类型,表现为四肢不对称无力,尤以下肢居多。深部腱反射消失,但感觉功能正常。延髓型(球麻痹型)是最少见的,表现为吞咽困难、发音困难、呼吸困难和(或)口腔分泌物蓄积。混合型具备了脊髓型和延髓型两种类型的特征。
诊断检测	常根据临床表现确诊。有脑膜炎体征和症状的患者应进行腰椎穿刺,对 CSF 进行 PCR 检测进行确诊。血清学检查可以比较急性和恢复期病毒滴度高低。
治疗	支持治疗。
备注	脊髓灰质炎后综合征(PPS)是一种不具备传染性的疾病阶段,主要出现在存活的成人患者发病后 15~40 年间。主要表现有疲劳、关节痛、肌肉无力和肌肉萎缩,并长期稳定地缓慢进展。

第**13**章

寄生虫和朊病毒

恰加斯病

别名	美洲锥虫病。
病原体	克氏锥虫。
传播媒介	锥蝽臭虫,也叫锥鼻虫、接吻虫、血吸虫。
宿主	许多小型和大型哺乳动物。在美国,负鼠、浣熊、犰狳和啮齿动物是常见的宿主。
潜伏期	1~2 周。
地区分布	在墨西哥和中南美洲地方性流行。美国南部的各州都有潜在的危险(时间会证明)。
描述	恰加斯病是一种热带寄生虫病,由带鞭毛的原生动物克氏锥虫引起,通过各种猎蝽科的"接吻虫"的粪便传播给人类。恰加斯病也可以先天传播,通过输血、器官移植,或通过食用被虫粪污染的食物或水传播。该病分为急性期、中期和慢性期。
症状和体征	急性期:通常轻症或无症状,但可出现发热、乏力、水肿、淋巴结病和肝脾大等症状。沙眼是寄生虫进入皮肤的局部红斑和水肿的急性感染症状。Romaña 症状是更为典型的急性感染的征象,包括无痛的眼睑水肿,以及在寄生虫通过受累眼结膜进入后 1~2 周发生的结膜炎。一旦急性感染的体征和症状消失,患者就进入中间(潜伏/无症状)期,可能在数年或数十年后发展为慢性疾病。 慢性期:约 1/3 的患者最终会出现慢性疾病的体征和症状,包括扩张性心肌病、巨食管症、贲门失弛缓症、巨结肠症和神经炎。
诊断检测	在诊断时,体征、症状、流行地区旅居史非常重要。仅在疾病的急性期血涂片可显示寄生虫的存在。慢性疾病可通过血清学诊断。
治疗	有效治疗包括苄硝唑或硝呋替莫。
扩展	在美国,只能通过 CDC 治疗。目前的共识是治疗对儿童急性感染、先天性感染和慢性感染有益。成人慢性感染的治疗应根据具体情况考虑。

非洲睡眠病

别名	人类非洲锥虫病(HAT)。
病原体	布氏冈比亚锥虫(西非锥虫病)。 布氏罗得西亚锥虫(东非锥虫病)。
传播媒介	采采蝇。
宿主	西非锥虫病:人类。 东非锥虫病:牛和羚羊。
地区分布	西非锥虫病:中非和西非的热带雨林;东非锥虫病:非洲中部、南部和东部的热带稀树草原和树木繁茂的地区。
描述	人类非洲锥虫病是一种由带鞭毛的布氏锥虫原虫引起的寄生虫病,通过采采蝇叮咬传播给人类。"非洲睡眠病"可根据锥虫亚种、临床病程和受影响的主要地区分为两类。西非锥虫病(布氏冈比亚锥虫)的病程较长,可达数月至数年,约占所有病例的95%。与此相反,东非锥虫病(布氏罗得西亚锥虫)在几个月内进展非常迅速,占所有病例的不到5%。
症状和体征	在局部,在1~2周内小的下疳可能在最初感染的位置发展。从影响全身各系统角度来看,该病的发展可分为两个阶段。第一阶段:血淋巴期特征为流感样症状、头痛、乏力、关节痛、间歇性发热和进行性淋巴结病。温特博特姆征(典型颈后淋巴结病)是西非锥虫病的典型症状,在这个阶段可以看到。第二阶段:神经学阶段在寄生虫穿透血脑屏障时发生,其特征是情绪紊乱、失眠、日间嗜睡、帕金森样症状、震颤、共济失调和各种其他神经紊乱。如果不及时治疗,第二阶段疾病将发展为昏迷和死亡。
诊断检测	在诊断时,体征、症状和流行地区的旅居史十分重要。狩猎公园探险的游客更有可能接触到东非锥虫病。离心血、CSF、下疳液和(或)淋巴结抽吸物的显微镜观察。脑脊液中存在寄生虫可证实为第二阶段疾病。有一些可用的商业上的血清学检测。
治疗	药物的选择取决于锥虫亚种和疾病的阶段。第二阶段的疾病需要能够穿透血脑屏障的药物,所有这些药物都有更大的副作用。每个阶段的药物包括第一阶段:喷他脒或苏拉明。第二阶段:依洛尼塞或美拉胂醇或硝呋莫司。

虱病

别名	虱子、头虱、体虱。
病原体	人头虱(头)和人体虱(体)。
生命周期	成年头虱具有传染性,可以通过密切接触在人与人之间传播,包括共用发带、帽子、梳子和毛巾。成年雌虱产卵并将卵(虱了)附着在靠近头皮的发干上。这些卵在 1 周后孵化,并释放若虫,在成为成虫之前经过 3 次蜕皮。成虫长 2~3mm,寿命约 30 天。因为头虱需要经常吸血才能生存,它们只能靠人类生存 2 天。体虱与头虱非常相似且只有少数例外。体虱较大(长 3~4mm),在衣服或床上生活和产卵,只迁移到人类身上觅食。它们可以离开人类生活的时间更长(5~7 天),它们的卵需要 1~2 周孵化。
潜伏期	不固定。需要几天时间头虱才出现症状,而体虱则需要更长时间。
地区分布	全球。
描述	头虱和体虱是一种局部体表寄生虫,以人血为食。头虱在头皮附近的头发上生活并产卵,而体虱则在衣服上生活产卵。头虱在幼儿中更常见,通常在学校通过密切接触或过夜传播。体虱在流浪者、寒冷的气候和过度拥挤的环境中很常见。
症状和体征	虱子的唾液引起强烈的瘙痒。
诊断检测	通过可视化的虱子(卵)或虱子附着在头皮附近的发干(头虱)或衣服接缝内(体虱)诊断。放大镜和(或)伍德灯通常有助于诊断。
治疗	头虱:可以使用苄氯菊酯、马拉硫磷、多杀菌素或依维菌素治疗。 体虱:局部或口服药物不适合患者。衣物和床上用品应丢弃,如果不能丢弃,应用热水彻底清洗,并用马拉硫磷或苄氯菊酯粉末处理。
备注	慢性体虱感染和后续叮咬会导致皮肤增厚和色素沉着, 尤其是腰部周围。这种情况被称为流浪者疾病。众所周知,体虱还可传播流行性斑疹伤寒、战壕热和虱传回归热。

纳格勒阿米巴病

别名　原发性阿米巴脑膜脑炎(PAM)；"食脑阿米巴原虫病"。

病原体　福氏耐格里阿米巴原虫。

潜伏期　1~7 天,平均 5 天。

地区分布　全球。

描述　PAM 是一种极为罕见和高度致命的由福氏耐格里阿米巴原虫引起的脑膜脑炎。这些阿米巴自由地生活在温暖淡水生物中,如果它们被鼻腔吸入并穿过筛状板,从而接触到大脑和脑膜,就会引起 PAM。在大多数病例中,患者在发病前几天曾有消遣性接触温暖淡水的暴露史。

症状和体征　发病症状为急性,且与细菌性脑膜炎相似。可出现发热、头痛、脑膜症状和体征、畏光、颈部僵硬、恶心、呕吐、精神状态改变和癫痫发作。该病进展迅速,可引起颅内压增高,且通常致命。

诊断检测　必须通过腰椎穿刺做出诊断,且常表现为穿刺压力增加。CSF 显示中性粒细胞为主的白细胞增多、红细胞增多、葡萄糖减少和蛋白质增加。革兰染色、细菌培养和病毒性脑膜炎的检测结果都是阴性的。在离心制备 CSF 的湿载体上可以看到阿米巴。

治疗　鉴于该病的罕见性,目前还没有单一的既定治疗方案,且该病具有传染性。应咨询疾病专家和疾病预防控制中心。有些治疗方案需要两性霉素 B、氟康唑、利福平和米替福新。获得关于米替福新的指导应联系美国疾病控制与预防中心,米替福新是一种抗利什曼原虫的药物,对抗福氏耐格里阿米巴原虫和其他阿米巴原虫有益。

备注　阿米巴(Amoeba)是生物术语单数,复数形式为 amoebas 或 amebae。幸运的是 PAM 非常罕见,但由于其高死亡率,经常在夏季被美国媒体报道。福氏耐格里阿米巴原虫可以在一些温泉中舒适地生存,偶尔也会在一些地区的自来水系统中发现。在美国,感染在夏季(游泳和水上运动)和南部各州更为常见。

朊病毒病

别名病原体	传染性海绵状脑病朊病毒。
描述	传染性海绵状脑病(TSE)是一种独特的传染病,由异常折叠、热稳定、蛋白酶抵抗朊病毒蛋白引起。当朊病毒进入健康人或动物体内时,朊病毒会促使原生蛋白质出现异常折叠,久而久之则会引发疾病。朊病毒疾病影响人和动物,被认为是后天获得性(嗜食同类或被污染的工具)或由遗传(家族的)或自发的基因突变引起。这种疾病有极长的潜伏期,随后出现慢性进行性神经退行性变。牛海绵状脑病(BSE)或称为"疯牛病",是最著名的 TSE,20 世纪 80 年代中期开始在英国流行。
库鲁病	库鲁病是巴布亚新几内亚 Fore 部落人流行的一种人类朊病毒病,与同类相食有关。该病潜伏期长(平均 10 年以上),可引起进行性神经退行性变、小脑共济失调和肌阵挛。随着病情的发展,患者会丧失行走能力,出现吞咽困难。由于无法进食,人们最终会死于严重的营养不良。
库贾病	库贾病(CJD)是一种朊病毒海绵状脑病,其特征是快速进行性痴呆、肌阵挛、共济失调和帕金森样症状。库贾病是最常见的人类朊病毒疾病,可以自发发生(通过自发基因突变)、医源性感染(未经消毒的手术器械)或通过家族传播(遗传基因突变)。由自发性突变引起的 CJD 症状往往见于 60 岁左右的患者。
变异型库贾病	变异型库贾病(vCJD)被认为是人类患 BSE 的表现,在摄入被感染牛的朊病毒时发生。它与 CJD 的区别在于发病年龄更小,疾病进展更慢。
吉斯特曼–施特劳斯综合征	吉斯特曼–施特劳斯综合征(GSS)是一种遗传性朊病毒病,它以痴呆和进行性小脑共济失调为特征。患者在 40 多岁开始出现症状,通常在出现症状 5 年内死亡。
致死性家族性失眠症	致死性家族性失眠症是一种典型的遗传性人类朊病毒病,只有一些零星病例的报道。这种疾病的症状往往在 50 多岁显现出来,包括失眠、精神状态改变、意识混乱和幻觉。随着时间的推移,运动症状包括小脑共济失调和帕金森样症状出现。通常在症状出现后 3 年内死亡。

第 14 章

细菌性传染病

炭疽

别名	羊毛工病。
病原体	炭疽芽孢杆菌。
宿主	家养绵羊、牛、山羊。
潜伏期	胃肠道和皮肤,1~7 天;注射型,1~4 天;吸入性,1 天至 2 周。
地区分布	全世界分布,美国和加拿大少见。
描述	炭疽是一种由炭疽芽孢杆菌引起的人畜共患病。炭疽芽孢杆菌为革兰阳性芽孢杆菌,可通过皮肤、吸入、消化道、注射和脑膜感染人体。其中,皮肤炭疽最为常见,占全部病例的 95%以上。人类可通过接触动物皮中的炭疽杆菌孢子感染炭疽,如制作传统皮鼓使用的动物皮。
症状和体征	皮肤炭疽:细菌侵入皮下组织后,芽孢繁殖导致局部组织感染,引发水肿、局部淋巴结病,并形成特征性黑色焦痂。 吸入性炭疽:吸入芽孢可导致双相性发热性疾病,其特征为发热、寒战、乏力、咳嗽、胸痛和流感样症状的前驱症状,随后是伴有严重呼吸困难、缺氧、肺水肿、ARDS、休克和死亡的暴发性阶段。吸入性炭疽的特征性表现为胸片显示淋巴结病继发胸腔积液和纵隔增宽。 消化道:食用未煮熟的感染炭疽杆菌的肉类会导致消化道疾病。消化道感染部位会出现水肿、炎症和溃疡,患者会出现恶心、呕吐、腹痛、腹泻等症状,可能会伴随消化道出血。 注射型炭疽:注射海洛因的静脉吸毒患者中,曾出现感染病例。通常不出现皮肤溃疡,以血行播散较为常见。 脑膜型炭疽:炭疽的血行传播可引起出血性脑膜炎。
诊断检测	革兰染色、培养、PCR 检测、血清学检测等均可检测。可对提交的组织标本,特别是对皮肤炭疽检测时获得的组织标本,进行组织病理学和免疫组织化学检测。
治疗	可接种疫苗。环丙沙星或多西环素可用于潜在接触后的预防性治疗和皮肤炭疽的治疗。吸入性炭疽需要静脉注射环丙沙星和利奈唑胺进行治疗。也可采用其他治疗方法,如注射免疫球蛋白。
备注	法律禁止从海地进口可能携带炭疽病毒的山羊皮鼓。

肉毒中毒

病原体	肉毒杆菌——肉毒毒素。
潜伏期	食源性,6 小时至 10 天;平均 12~36 小时;外伤创口,4~14 天;婴儿,不明。
地区分布	全球性分布。
描述	肉毒中毒是一种罕见的由肉毒杆菌毒素引起的麻痹性疾病,肉毒杆菌是一种革兰阳性厌氧芽孢杆菌。肉毒中毒最常见的原因是摄入了肉毒杆菌外毒素(食物传播)或芽孢(婴儿)。婴幼儿肉毒中毒时,芽孢在其消化道内定植并产生毒素。相比于食源性感染,另有几种不太常见肉毒中毒原因,包括继发于伤口感染(通常是肌内注射或静脉注射药物)、芽孢吸入或医源性(化妆品肉毒中毒)感染。
症状和体征	食源性肉毒中毒:急性发作是双侧面神经麻痹,无发热时出现全身乏力,感觉和神经系统完好,但可能出现视物模糊、心动过缓及胃肠道症状,如恶心、呕吐、腹泻、腹痛等。 婴儿肉毒中毒:又称"松软婴儿综合征"。无发热时,婴幼儿或可出现哭声低沉、拒奶、流涎、虚弱、便秘等症状。 伤口肉毒中毒:症状、体征等与食源性肉毒中毒相似,但一般不伴随消化道症状。患者暴露在伤口处不断产生的毒素中,毒素一般不会进入消化道。患者可能发生继发于伤口感染的发热。
诊断检测	诊断时须综合考量患者病史、临床表现及肌电图检查(EMG)结果。确诊婴儿肉毒中毒需要从粪便样本中分离出感染性芽孢和肉毒毒素。确诊成年人食源性肉毒中毒需要检测到血清、粪便、呕吐物或可疑食物样品中的肉毒毒素。伤口肉毒中毒患者的血清中可检测到毒素,粪便中一般无法检测出肉毒毒素(不涉及消化道)。
治疗	支持治疗。遵医嘱执行插管及机械通气。成年人及 12 个月以上的儿童可以使用马血清抗毒素,12 个月以下的婴幼儿可使用人源性肉毒杆菌免疫球蛋白进行治疗。如若不了解如何获得治疗或药物使用剂量,可联系中毒控制中心寻求指导。伤口肉毒中毒应给予抗生素,但需注意抗生素不适用于婴幼儿及食源性肉毒中毒治疗。
预防	使用家中自制罐头请谨慎,如发现罐头有凹痕或鼓胀,立即丢弃,请勿食用。不要给 1 岁以下的婴幼儿喂食蜂蜜,以防肉毒杆菌芽孢感染。

布鲁菌病

别名	地中海热、马耳他热、波状热。
病原体	布鲁菌属。
宿主	羊种(马耳他布鲁菌)、猪种、牛种(流产布鲁菌)、犬种。
潜伏期	5 天至 5 个月,平均 1~4 周。
地区分布	全球性分布。多见于地中海盆地、中东、东欧、亚洲、非洲、中南美洲。
描述	布鲁菌病是一种人畜共患病,由革兰阴性球杆菌布鲁菌引起。该病可通过人接触病畜的感染性体液,接触生牛乳或未经高温消毒的奶酪等加工食品而引起传播。布鲁菌病可以是急性或慢性、局灶性或全身性,临床表现复杂,可以无症状,也可出现暴发型。妊娠期感染可导致流产。发热可能呈波浪状(体温上升与下降交替出现)。
症状和体征	全身性感染的非特异性症状包括发热、全身不适、虚弱、疲劳、头痛、眩晕、肌痛、关节痛、盗汗等。局灶性感染几乎可以发生在全身各处,其中以骨骼和关节感染最为常见。局灶性感染可表现为骶髂炎、附睾睾丸炎、肺炎、肝炎、心内膜炎、葡萄膜炎、皮炎、脑膜炎等,具体症状取决于受累的器官系统。慢性布鲁菌病系指症状持续 1 年以上。如果过早停用抗生素,疾病可能复发。
诊断检测	实验室检查包括布鲁菌培养、血清学检测、PCR 检测。标本提交培养时,应注意布鲁菌生长困难。
治疗	非局灶性、无并发症的布鲁菌病治疗方案:庆大霉素(每日 1 次,连续 7 日)联合多西环素(每日 2 次,连续 6 周),或利福平(每日 1 次,连续 6 周)联合多西环素(每日 2 次,连续 6 周)。替代治疗方案包括环丙沙星联合多西环素或利福平。针对局灶性感染(脊柱炎、骶髂炎、心内膜炎和脑膜炎)和妊娠期感染行特定治疗方案。
预防	避免使用生牛乳和未经高温消毒的奶酪。
备注	克劳斯爷爷是新泽西的一名日间工人,喜欢饮用生黄油牛乳缓解他的消化性溃疡,最终导致布鲁菌病(波状热)。

伤寒

别名	肠热病。
病原体	伤寒沙门菌。
宿主	人,细菌容易在慢性携带者的胆囊内定植。
潜伏期	6~30 天,平均 10~14 天。
地区分布	全球性疾病,发展中国家最为常见。美国国内发现的绝大多数病例都是因为患者曾到伤寒流行国家旅行而感染(75%~80%)。
描述	伤寒是一种由伤寒沙门菌(革兰阴性杆菌,有鞭毛)引起的全身性细菌性疾病,可引起腹痛和发热。副伤寒是类似伤寒的一种疾病,由甲、乙、丙型副伤寒沙门菌引起。
症状和体征	伤寒通常会经历数个阶段,每个阶段持续约 1 周。第 1 周的症状包括持续发热、寒战、不适、相对心动过缓、头痛和咳嗽。发病第 2 周,患者可出现严重疲劳、腹痛、谵妄,以及胸部和腹部出现鲑鱼色"玫瑰"状特征性皮疹(玫瑰疹)。除上述症状外,患者有时还可出现便秘、腹泻以及肝脾大等症状。发病第 3 周,患者可出现脑炎、胃肠出血、胃肠穿孔等严重并发症。恢复期通常从发病第 3 周后开始,患者可能需要几个月的时间才能完全康复。
诊断检测	细菌培养和血清学检测。分离培养的标本包括:血液、粪便、十二指肠分泌物、呕吐物、玫瑰疹、骨髓等。多组血液培养可增加细菌检出的可能性。
治疗	亚洲地区以外获得的伤寒一般可采用环丙沙星或左氧氟沙星治疗。因为亚洲地区的伤寒病原体对氟喹诺酮类药物的耐药性不断增加,应使用头孢曲松或阿奇霉素进行治疗。阿奇霉素可用于儿童治疗。地塞米松可作为严重感染病例的辅助治疗。
预防	美国国内曾到伤寒流行地区旅行的人群可以接种伤寒疫苗,接种形式包括口服和肌内注射。
备注	伤寒玛丽,原名玛丽·马隆,是美国第 1 个被确诊为伤寒沙门菌无症状携带者的人。她曾在一个上流家庭做厨师,据推测共传染了 50 多人。当她工作的地方暴发伤寒后,她就辞职离开,并不停改名换姓,在不知情的情况下感染了其他人,最终在强制隔离下度过了生命的最后几年。

猫抓热

别名	猫抓病。
病原体	汉氏巴尔通体。
带菌体	猫跳蚤(栉头蚤)是细菌在猫群的传播媒介。
宿主	猫为自然宿主,幼猫更易携带细菌。
潜伏期	1~2 周。
地区分布	全球性分布。
描述	猫抓病是一种由革兰阴性菌——汉氏巴尔通体引起的人畜共患病,经带菌跳蚤在猫群中传播。人类可以通过被感染的猫咬伤或抓伤,或直接接触带菌的猫跳蚤而被感染。该病的特征是在感染部位出现原发性丘疹或脓疱,随后发展为同侧区域淋巴结病。
症状和体征	在绝大多数病例中,感染部位形成小丘疹或结节,随后发展为同侧区域淋巴结病。患者可表现为低热、不适和头痛,有时伴有关节痛、肌痛和关节炎,很少发生脑膜炎、骨髓炎和心内膜炎。眼部表现包括帕里诺眼淋巴结综合征——一种伴有耳前淋巴结病的肉芽肿性结膜炎。AIDS 患者/AIDS 毒携带者等免疫功能低下患者有发展为肝紫癜病和(或)BA 的风险。
诊断检测	实验室检查可能显示白细胞轻度增多,主要是中性粒细胞增多,红细胞沉降率(ESR)升高。可能检测出 IgM 和 IgG 抗体。
治疗	阿奇霉素是一线抗生素。替代药物包括利福平、TMP/SMX、环丙沙星和多西环素。
预防	清理猫身上跳蚤,接触猫或猫的粪便后要洗手,将猫关在室内以减少接触跳蚤。
备注	杆菌性血管瘤病(BA)可能被误诊为卡波西肉瘤,反之亦然。

麻风病

别名	汉森病。
病原体	麻风分枝杆菌。
宿主	犰狳。
潜伏期	9 个月至 20 年,平均 5 年。
地区分布	印度、巴西、印度尼西亚发病率最高。
描述	麻风病是一种由革兰阳性胞内菌—麻风分枝杆菌引起的慢性传染病,侵犯皮肤、鼻黏膜和皮肤神经。麻风病有多种分类方法,WHO 的分类方法最简单。WHO 将 5 处及以下皮损的麻风病归为少菌型(结核样型,T),6 处及以上皮损的麻风病归为多菌型(瘤型,L)。多菌型麻风病患者临床表现更为严重,患者对感染的免疫反应较弱。麻风病的传染性并不像历史上传言的那样强。
症状和体征	人体出现皮肤病变、神经瘤和感觉丧失是该病的特征。此外,患者可出现皮肤色素减退、感觉减退、感觉异常、肌肉无力、耳垂增厚、眉毛和睫毛脱落、鼻穿孔、鞍鼻、角膜瘢痕导致失明等症状。感觉减退会导致手掌和足底烧伤或出现外伤创口。在更严重的情况下,患者可能会出现手指、腓神经、胫骨和尺神经病变的自体截肢(肢体与身体自动分离)。
诊断检测	可通过皮肤活检和 PCR 检测确诊。
治疗	在出现耐药性之前,氨苯砜曾多年作为单一药物用于治疗麻风病。现需要改为多药治疗,治疗时间通常需持续 6~12 个月或更长。目前有两种治疗方案,分别由 WHO 和美国国家汉森病项目提出。根据 WHO 的方案,针对少菌型麻风病,可使用氨苯砜和利福平治疗 6 个月;针对多菌型麻风病,可使用氨苯砜、利福平和氯法齐明治疗 12 个月。
备注	麻风分枝杆菌只能在较低温度下繁殖,因此该病局限于人类的皮肤和皮肤神经。犰狳的核心体温低于多数哺乳动物,是麻风分枝杆菌良好的天然宿主。类似肺结核分枝杆菌,麻风分枝杆菌也有一个蜡状的外层。

感染性心内膜炎

病原体　葡萄球菌和链球菌是引发细菌性心内膜炎最常见的罪魁祸首,其中以金黄色葡萄球菌和绿色链球菌最为常见。其他常见的细菌包括 HACEK 细菌群:嗜血杆菌属、聚集杆菌属、心杆菌属、艾肯菌属和金氏菌属(Kingella)。HACEK 细菌群是一类微小的、营养要求较高的革兰阴性杆菌。

描述　感染性心内膜炎是心脏内膜(主要是心脏瓣膜)的感染,通常由细菌引起[细菌性心内膜炎(BE)]。该病潜伏期短且表现为急性(急性 BE),但也可存在一段较隐匿和缓慢的持续数周的病程(亚急性 BE)。

风险因素　静脉药物滥用、牙列不良、心脏瓣膜疾病、先天性心脏病、人工心脏瓣膜、留置导管、起搏器、感染性心内膜炎病史和慢性血液透析。

症状和体征　发热是最常见的症状(高达 90%),常伴有寒战、疲劳和不适。多达 85% 的患者存在心脏杂音。患者还可能出现肌痛、关节痛、裂片形出血、脓毒栓塞、瘀点、脾大、咳嗽、体重减轻和(或)肾小球肾炎。詹韦损害、奥斯勒结节和罗特斑提示极有可能是细菌性心内膜炎。

定义　詹韦损害为手掌和足底的无压痛红斑。
奥斯勒结节为指垫处的紫红色疼痛性病变。
罗特斑为中心苍白的视网膜出血。

诊断　当有上述任何危险因素的患者出现发热、心脏杂音以及其他支持诊断的临床体征和(或)症状时,应考虑细菌性心内膜炎。血液培养应在至少 3 个不同的部位进行。此外,还应借助超声心动图(最好经食管)寻找瓣膜赘生物。实验室检查可显示 CRP、红细胞沉降率(ESR)和类风湿因子升高。

治疗　获得血液培养后,急性患者应开始进行经验性治疗。在根据血液培养结果提供更适合的方案之前,万古霉素联合头孢曲松或庆大霉素是良好的一线药物。如果患者不属于急性发病,患者未出现心力衰竭,可以在血液培养出结果之前暂缓治疗。如果疑似患者的第一轮血液培养呈阴性,那么在开始经验性治疗之前,应再进行 2~3 次血液培养。

破伤风

别名	牙关紧闭症。
病原体	破伤风梭菌。
潜伏期	3~21 天,平均 10 天。
地区分布	全球性分布。由于大规模接种破伤风类毒素疫苗并不常见,故在发展中国家更为常见。
描述	破伤风是一种由革兰阳性厌氧菌——破伤风梭菌引起的、以肌肉痉挛为特征的感染。破伤风梭菌通常存在于土壤和粪便中,会产生一种导致肌肉痉挛的毒素。破伤风可表现为以下 4 种形式:全身性破伤风、局限性破伤风、新生儿破伤风和头面部破伤风。
症状和体征	全身性破伤风:最常见的破伤风形式(约占 80%),常表现为牙关紧闭或痉笑伴肌肉痉挛,进行性加重。患者可能会出现交感神经活动亢进、喉痉挛和角弓反张(握拳、手臂弯曲、背弓和腿伸展)。死亡率为 10%~20%。 局限性破伤风:一种轻度破伤风,常伴有伤口周围局部肌肉痉挛,在部分免疫的患者中更为常见,死亡率低。 新生儿破伤风:此类型的破伤风死亡率最高,是由婴儿脐带残端被灰尘或细菌污染所致。婴儿最初表现为喂养不良,最终发展为全身性破伤风。 头面部破伤风:这是最罕见的一种破伤风形式,潜伏期只有短短的 1~2 天,由头部或颈部创伤引起。与其他引起肌肉痉挛/破伤风的形式不同,头面部破伤风通常表现为单侧面神经麻痹。
诊断检测	破伤风的临床诊断常基于未接种疫苗的患者的临床表现和伤口感染史。
治疗	注射破伤风免疫球蛋白以隔离毒素,并开始接种破伤风类毒素疫苗。此外,还应给予患者伤口清创、伤口护理以及使用合适的抗生素。患者可能需要借助插管保持气道安全通畅。苯二氮䓬类药物和(或)神经肌肉阻滞剂可用于缓解患者的肌肉痉挛。

李斯特菌病

病原体	单核细胞增生性李斯特菌。
宿主	土壤、受感染动物及其动物源性食品。
潜伏期	肠胃炎,1~2 天;侵袭性疾病,约 30 天。
地区分布	全球性分布。
描述	李斯特菌病是一种由革兰阳性兼性厌氧杆菌——单核细胞增生性李斯特菌感染引起的细菌感染。常发生在妊娠女性或免疫功能低下人群,可表现为发热性肠胃炎或更严重的侵袭性疾病。妊娠女性会将细菌传给胎儿,从而导致败血症、流产或死产。李斯特菌可存在于肝酱(以及肉酱、鱼酱等)、生牛乳和未成熟干酪中,妊娠女性应避免食用。在过去的几年中,美国发生了几起食源性李斯特菌疫情,如 2011 年一起由哈密瓜引发的疫情。
症状和体征	肠胃炎:常见症状包括发热、恶心、呕吐、腹泻、头痛、肌痛等。 侵袭性疾病:患有李斯特菌病的妊娠女性可能会出现菌血症,伴有发热、寒战、背痛、肌痛等其他流感样症状。细菌通过子宫接感染胎儿可能导致早产、流产和(或)死产。在子宫内感染的婴儿可能生下来就患有败血症或婴儿脓毒性肉芽肿,这是一种严重的感染,其特征是婴儿的内脏器官出现大量脓肿。出生时经阴道感染的婴儿,可能从无症状发展成脑膜炎和(或)败血症。免疫功能低下的人,包括老人和新生儿,罹患侵袭性疾病的风险更高。疾病可表现为发热、寒战、肌痛、败血症、脑膜脑炎和(或)败血症。偶尔会有兽医和农民报告皮肤和眼部感染。
诊断检测	血液或 CSF 培养呈阳性即可确诊。
治疗	氨苄西林联合庆大霉素是首选的治疗方法。TMP/SMX 是替代方案。
备注	侵袭性疾病的死亡率为 20%~30%。妊娠女性感染李斯特菌病最常见于妊娠晚期,通常表现为轻度流感样症状,如发热、肌痛、背痛等。当发热妊娠女性疑似患有李斯特菌病,且其发热性疾病暂无其他解释时,应对其血液进行培养。

Q 热

病原体	贝纳柯克斯体。
宿主	家养绵羊、牛和山羊。
潜伏期	2~3 周。
地区分布	全球性分布。
描述	Q 热是由贝纳柯克斯体引起的人畜共患病,贝纳柯克斯体是一类严格细胞内寄生革兰阴性可产芽孢的微生物。贝纳柯克斯体由绵羊、牛和山羊携带,人类可通过接触细菌芽孢或传染性体液感染。患者可能出现以下几种表现之一:轻度流感样疾病、肺炎、肝炎、心内膜炎。
症状和体征	流感样疾病:最常见的临床表现,表现为急性发热、寒战、不适、疲劳、头痛和多汗。发热可持续 2~3 周。 肺炎:患者可能发展为轻度肺炎,胸部 X 线片检查无特异性。常见症状有呼吸困难、胸膜炎性胸痛、干咳等。关节痛和肌痛也时有发生。 肝炎:典型表现有转氨酶升高、发热、肝大和肝活检中发现肉芽肿。其他消化道症状包括恶心、呕吐等,腹泻较为少见。 心内膜炎:急慢性心内膜炎均可发生。其中,慢性心内膜炎常见于免疫功能低下者以及既往有瓣膜病变者。
诊断检测	可在感染的前 2 周和使用抗生素之前对血液或血清进行 PCR 检测。检测 IgM/IgG 水平,若恢复期 IgG 水平上升 4 倍,则可确诊为 Q 热。
治疗	多西环素是一线药物。TMP/SMX 可用于儿童或妊娠女性治疗。心内膜炎很难治疗,需要多西环素联合羟氯喹治疗 18~36 个月,或多西环素联合氟喹诺酮治疗 2~4 年。
备注	停药后或可复发;一旦复发,应及时恢复治疗。

类鼻疽

别名	假鼻疽、惠特莫尔病。
病原体	类鼻疽伯克菌。
潜伏期	1~21 天,平均 9 天。
地区分布	东南亚、中国、澳大利亚北部。
描述	类鼻疽是一种由革兰阴性胞内寄生菌——类鼻疽伯克氏菌引起的感染。感染者通过直接接触污染的水源或潮湿土壤中的致病菌感染,因而雨季发病率最高。感染分为急性感染和慢性感染,慢性感染系指症状持续 2 个月及以上的感染。大多数感染的临床症状不明显,而有症状的感染常表现为肺炎、皮肤溃疡或脓肿。糖尿病患者、酗酒者、肾功能不全者以及免疫功能低下者一经感染,更有可能表现出临床症状。
症状和体征	症状因受累的器官系统而异。肺炎是最常见的疾病形式,常表现为发热、寒战、不适、头痛、厌食和咳嗽。皮肤受累可表现为皮肤脓肿和溃疡等。菌血症可导致败血症、肺炎或转移性疾病。泌尿生殖系统感染、骨髓炎、脓毒性关节炎、腮腺炎、肝脓肿和脾脓肿也可能发生。慢性肺部感染可能与肺结核相似。
诊断检测	应进行血液、痰、尿和皮肤溃疡的培养。革兰染色和显微镜可以看到细菌,类鼻疽伯克菌具有双极性的"安全别针"外观。血清学检测和 PCR 检测对诊断的益处不大。
治疗	需进行两个阶段的治疗。第一阶段静脉注射抗生素,如头孢他啶或美罗培南,通常持续 10~14 天;第二阶段是口服多西环素和 TMP/SMX,持续 3~6 个月。
备注	致谢麦克·卡多根医学博士,他是作者在澳大利亚的《医学文摘》同事。您可以前往快线生活医学博客了解他的生活。类鼻疽是澳大利亚北部的地方病。

推荐阅读与参考文献

病毒性肝炎

甲型肝炎

Averhoff F, Khudyakov Y, Bell BP. Hepatitis A Virus. In: Bennett JE, Dolin R, Blaser MJ, eds. *Principles and Practice of Infectious Diseases*. 8th ed. Philadelphia: Elsevier Saunders; 2015:2095-2112.

Bhamidimarri KR, Martin P. Acute viral hepatitis. In: Schlossberg D, ed. *Clinical Infectious Disease*. 2nd ed. Cambridge, United Kingdom: Cambridge University Press; 2015:287-295.

Gilbert DN, Chambers HF, Eliopoulos GM, eds., et al. *The Sanford Guide to Antimicrobial Therapy*. 46th ed. Sperryville, VA: Antimicrobial Therapy Inc; 2016.

Centers for Disease Control and Prevention (CDC). *Hepatitis A Outbreak Associated with Green Onions at a Restaurant — Monaca, Pennsylvania, 2003*. 2003. Available at: https://www.cdc.gov/mmwr/preview/mmwrhtml/mm5247a5.htm. Accessed October 6, 2017.

Nelson NP. Hepatitis A. In: Brunette GW, ed. *CDC Yellow Book 2018 Health Information for International Travel*. Oxford, United Kingdom: Oxford University Press; 2017: 183-187.

乙型肝炎和乙型肝炎血清标志物

Averhoff F. Hepatitis B. In: Brunette GW, ed. *CDC Yellow Book 2018 Health Information for International Travel*. Oxford, United Kingdom: Oxford University Press; 2017: 187-193.

Freshman ME, Friedman LS. Chronic hepatitis. In: Schlossberg D, ed. *Clinical Infectious Disease*. 2nd ed. Cambridge, United Kingdom: Cambridge University Press; 2015:296-307.

Gilbert DN, Chambers HF, Eliopoulos GM, eds., et al. *The Sanford Guide to Antimicrobial Therapy*. 46th ed. Sperryville, VA: Antimicrobial Therapy Inc; 2016.

Terrault NA, Bzowej NH, Chang KM, Hwang JP, Jonas MM, Murad MH. AASLD guidelines for treatment of chronic hepatitis B. *Hepatology*. 2016;63(1):261-283. doi:10.1002/hep.28156.

Thio LC, Hawkins C. Hepatitis B Virus and Hepatitis Delta Virus. In: Bennett JE, Dolin R, Blaser MJ, eds. *Principles and Practice of Infectious Diseases*. 8th ed. Philadelphia: Elsevier Saunders; 2015:1815-1839.

丙型肝炎

AASLD/IDSA HCV Guidance Panel. Hepatitis C guidance: AASLD-IDSA recommendations for testing, managing, and treating adults infected with hepatitis C virus. *Hepatology*. 2015;62(3):932-954.

Freshman ME, Friedman LS. Chronic hepatitis. In: Schlossberg D, ed. *Clinical Infectious Disease*. 2nd ed. Cambridge, United Kingdom: Cambridge University Press; 2015: 296-307.

Gilbert DN, Chambers HF, Eliopoulos GM, et al., eds. *The Sanford Guide to Antimicrobial Therapy*. 46th ed. Sperryville, VA: Antimicrobial Therapy Inc; 2016.

Holtzman D. Hepitatis C. In: Brunette GW, ed. *CDC Yellow Book 2018 Health Information for International Travel*. Oxford, United Kingdom: Oxford University Press; 2017: 193-197.

Initial Treatment of HCV Infection | HCV Guidance. Available at: https://www.hcvguidelines.org/treatment-naive. Accessed October 6, 2017.

Ray SC, Thomas DL. Hepatitis C. In: Bennett JE, Dolin R, Blaser MJ, eds. *Principles and Practice of Infectious Diseases*. 8th ed. Philadelphia: Elsevier Saunders; 2015: 1904-1927.

Recommendations for Testing, Managing, and Treating Hepatitis C | HCV Guidance. Available at: https://www.hcvguidelines.org/. Accessed October 6, 2017.

丁型肝炎

Freshman ME, Friedman LS. Chronic hepatitis. In: Schlossberg D, ed. *Clinical Infectious Disease*. 2nd ed. Cambridge, United Kingdom: Cambridge University Press; 2015:296-307.

Gilbert DN, Chambers HF, Eliopoulos GM, et al., eds. *The Sanford Guide to Antimicrobial Therapy*. 46th ed. Sperryville, VA: Antimicrobial Therapy Inc; 2016.

Thio LC, Hawkins C. Hepatitis B Virus and Hepatitis Delta Virus. In: Bennett JE, Dolin R, Blaser MJ, eds. *Principles and Practice of Infectious Diseases*. 8th ed. Philadelphia: Elsevier Saunders; 2015:1815-1839.

戊型肝炎

Gilbert DN, Chambers HF, Eliopoulos GM, et al., eds. *The Sanford Guide to Antimicrobial Therapy*. 46th ed. Sperryville, VA: Antimicrobial Therapy Inc; 2016.

Teshal EH. Hepatitis E. In: Brunette GW, ed. *CDC Yellow Book 2018 Health Information for International Travel*. Oxford, United Kingdom: Oxford University Press; 2017:198-199.

Walsh SR. Hepatitis E Virus. In: Bennett JE, Dolin R, Blaser MJ, eds. *Principles and Practice of Infectious Diseases*. 8th ed. Philadelphia: Elsevier Saunders; 2015:2131-2141.

感染性腹泻：细菌

志贺菌病

Acheson DWK. Shigella. In: Schlossberg D, ed. *Clinical Infectious Disease*. 2nd ed. Cambridge, United Kingdom: Cambridge University Press; 2015:1004-1006.

Bowen A. Shigellosis. In: Brunette GW, ed. *CDC Yellow Book 2018 Health Information for International Travel*. Oxford, United Kingdom: Oxford University Press; 2017: 319-321.

DuPomt HL. Bacillary Dysentery: Shigella and Enteroinvasive Escherichia coli. In: Bennett JE, Dolin R, Blaser MJ, eds. *Principles and Practice of Infectious Diseases*. 8th ed. Philadelphia: Elsevier Saunders; 2015:2569-2574.

Gilbert DN, Chambers HF, Eliopoulos GM, et al., eds. *The Sanford Guide to Antimicrobial Therapy*. 46th ed. Sperryville, VA: Antimicrobial Therapy Inc; 2016.

沙门菌病

Gilbert DN, Chambers HF, Eliopoulos GM, et al., eds. *The Sanford Guide to Antimicrobial Therapy*. 46th ed. Sperryville, VA: Antimicrobial Therapy Inc; 2016.

Hunter JC, Francois Watkins LK. Salmonellosis (Nontyphoidal). In: Brunette GW, ed. *CDC Yellow Book 2018 Health Information for International Travel*. Oxford, United Kingdom: Oxford University Press; 2017:304-306.

Lima AAM, Warren CA, Guerrant RL. Bacterial Inflammatory Enteritides. In: Bennett JE, Dolin R, Blaser MJ, eds. *Principles and Practice of Infectious Diseases*. 8th ed. Philadelphia: Elsevier Saunders; 2015:1263-1269.

Ribner BS. Salmonella. In: Schlossberg D, ed. *Clinical Infectious Disease*. 2nd ed. Cambridge, United Kingdom: Cambridge University Press; 2015:979-984.

霍乱

Gilbert DN, Chambers HF, Eliopoulos GM, et al., eds. *The Sanford Guide to Antimicrobial Therapy*. 46th ed. Sperryville, VA: Antimicrobial Therapy Inc; 2016.

Vugia DJ. Vibrios. In: Schlossberg D, eds. *Clinical Infectious Disease*. 2nd ed. Cambridge, United Kingdom: Cambridge University Press; 2015:1030-1033.

Waldor MK, Ryan ET. Vibrio Cholerae. In: Bennett JE, Dolin R, Blaser MJ, eds. *Principles and Practice of Infectious Diseases*. 8th ed. Philadelphia: Elsevier Saunders; 2015: 2471-2479.

Wong KK, Burdette E, Mintz ED. Cholera. In: Brunette GW, ed. *CDC Yellow Book 2018 Health Information for International Travel*. Oxford, United Kingdom: Oxford University Press; 2017:153-156.

弯曲菌病

Acheson DWK. Campylobacter. In: Schlossberg D, ed. *Clinical Infectious Disease*. 2nd ed. Cambridge, United Kingdom: Cambridge University Press; 2015:870-872.

Allos BM, Iovine NM, Blaser MJ. Campylobacter jejuni and Related Species. In: Bennett JE, Dolin R, Blaser MJ, eds. *Principles and Practice of Infectious Diseases*. 8th ed. Philadelphia: Elsevier Saunders; 2015:2485-2493.

Geissler AL, Mahon BE, Fitzgerlad C. Campylobacteriosis. In: Brunette GW, ed. *CDC Yellow Book 2018 Health Information for International Travel*. Oxford, United Kingdom: Oxford University Press; 2017:14-150.

Gilbert DN, Chambers HF, Eliopoulos GM, et al., eds. *The Sanford Guide to Antimicrobial Therapy*. 46th ed. Sperryville, VA: Antimicrobial Therapy Inc; 2016.

肠出血性大肠埃希菌病

Escherichia coli O26 Infections Linked to Chipotle Mexican Grill Restaurants (Final Update). November 2015. | E. coli | CDC. Available at: https://www.cdc.gov/ecoli/2015/o26-11-15/index.html. Accessed October 6, 2017.

Gilbert DN, Chambers HF, Eliopoulos GM, et al., eds. *The Sanford Guide to Antimicrobial Therapy*. 46th ed. Sperryville, VA: Antimicrobial Therapy Inc; 2016.

O'Reilly CE, Iwamoto M, Griffin PM. Escherichia coli, Diarrheagenic. In: Brunette GW, ed. *CDC Yellow Book 2018 Health Information for International Travel*. Oxford, United Kingdom: Oxford University Press; 2017:147-177.

Update: Multistate Outbreak of Escherichia coli O157:H7 Infections from Hamburgers – Western United States, 1992-1993. Available at: https://www.cdc.gov/mmwr/preview/mmwrhtml/00020219.htm. Accessed October 6, 2017.

肠毒素性大肠埃希菌病

Gilbert DN, Chambers HF, Eliopoulos GM, et al., eds. *The Sanford Guide to Antimicrobial Therapy*. 46th ed. Sperryville, VA: Antimicrobial Therapy Inc; 2016.

O'Reilly CE, Iwamoto M, Griffin PM. Escherichia coli, Diarrheagenic. In: Brunette GW, ed. *CDC Yellow Book 2018 Health Information for International Travel*. Oxford, United Kingdom: Oxford University Press; 2017:147-177.

耶尔森菌病

Gilbert DN, Chambers HF, Eliopoulos GM, et al., eds. *The Sanford Guide to Antimicrobial Therapy*. 46th ed. Sperryville, VA: Antimicrobial Therapy Inc; 2016.

Gould LH, Friedman CR. Yersiniosis. In: Brunette GW, ed. *CDC Yellow Book 2018 Health Information for International Travel*. Oxford, United Kingdom: Oxford University Press; 2017:368-369.

Johnson RH, Heidari A. Yersinia. In: Schlossberg D, ed. *Clinical Infectious Disease*. 2nd ed. Cambridge, United Kingdom: Cambridge University Press; 2015:1034-1036.

Lima AAM, Warren CA, Guerrant RL. Bacterial Inflammatory Enteritides. In: Bennett JE, Dolin R, Blaser MJ, eds. *Principles and Practice of Infectious Diseases*. 8th ed. Philadelphia: Elsevier Saunders; 2015:1263-1269.

艰难梭菌感染

Gerding DN, Young VB. Clostridium difficile Infection. In: Bennett JE, Dolin R, Blaser MJ, eds. *Principles and Practice of Infectious Diseases*. 8th ed. Philadelphia: Elsevier Saunders; 2015:2744-2756.

Gilbert DN, Chambers HF, Eliopoulos GM, et al., eds. *The Sanford Guide to Antimicrobial Therapy*. 46th ed. Sperryville, VA: Antimicrobial Therapy Inc; 2016.

弧菌病

Gilbert DN, Chambers HF, Eliopoulos GM, et al., eds. *The Sanford Guide to Antimicrobial Therapy*. 46th ed. Sperryville, VA: Antimicrobial Therapy Inc; 2016.

Lima AAM, Warren CA, Guerrant RL. Bacterial Inflammatory Enteritides. In: Bennett JE, Dolin R, Blaser MJ, eds. *Principles and Practice of Infectious Diseases*. 8th ed. Philadelphia: Elsevier Saunders; 2015:1263-1269.

Vugia DJ. Vibrios. In: Schlossberg D, ed. *Clinical Infectious Disease*. 2nd ed. Cambridge, United Kingdom: Cambridge University Press; 2015:1030-1033.

感染性腹泻：病毒

诺如病毒病

CDC – Vessel Sanitation Program – Cruise Ship Outbreak Updates. Available at: https://www.cdc.gov/nceh/vsp/surv/gilist.htm. Published July 26, 2017. Accessed October 6, 2017.

Davis CR, Pavia AT. Food poisoning. In: Schlossberg D, ed. *Clinical Infectious Disease*. 2nd ed. Cambridge, United Kingdom: Cambridge University Press; 2015:342-348.

Dolin R, Treanor JJ. Noroviruses and Sapoviruses (Caliciviruses). In: Bennett JE, Dolin R, Blaser MJ, eds. *Principles and Practice of Infectious Diseases*. 8th ed. Philadelphia: Elsevier Saunders; 2015:2122-2127.

Hall AJ, Lopman B. Norovirus. In: Brunette GW, ed. *CDC Yellow Book 2018 Health Information for International Travel*. Oxford, United Kingdom: Oxford University Press; 2017:269-271.

轮状病毒感染

Dormitzer RR. Rotaviruses. In: Bennett JE, Dolin R, Blaser MJ, eds. *Principles and Practice of Infectious Diseases*. 8th ed. Philadelphia: Elsevier Saunders; 2015:1854-1864.

Kroger AT, Strikas RA. General Recommendations for Vaccination & Immunoprophylaxis. In: Brunette GW, ed. *CDC Yellow Book 2018 Health Information for International Travel*. Oxford, United Kingdom: Oxford University Press; 2017:32-43.

Morgan DR, Chidi V, Owen RL. Gastroenteritis. In: Schlossberg D, ed. *Clinical Infectious Disease*. 2nd ed. Cambridge, United Kingdom: Cambridge University Press; 2015:334-341.

感染性腹泻：原生生物
贾第鞭毛虫病

Fullerton KE, Yoder JS. Giardiasis. In: Brunette GW, ed. *CDC Yellow Book 2018 Health Information for International Travel*. Oxford, United Kingdom: Oxford University Press; 2017:179-180.

Gilbert DN, Chambers HF, Eliopoulos GM, et al., eds. *The Sanford Guide to Antimicrobial Therapy*. 46th ed. Sperryville, VA: Antimicrobial Therapy Inc; 2016.

Hill DR, Nash TE. Giardia Iamblia. In: Bennett JE, Dolin R, Blaser MJ, eds. *Principles and Practice of Infectious Diseases*. 8th ed. Philadelphia: Elsevier Saunders; 2015:3154-3160.

Weber DJ, Huliano JJ, Rutala WA. Systemic infection from animals. In: Schlossberg D, ed. *Clinical Infectious Disease*. 2nd ed. Cambridge, United Kingdom: Cambridge University Press; 2015:790-796.

隐孢子虫病

Cryptosporidia Adult and Adolescent Opportunistic Infection. AIDSinfo. Available at: https://aidsinfo.nih.gov/guidelines/html/4/adult-and-adolescent-opportunistic-infection/323/cryptosporidia. Accessed October 10, 2017.

Gilbert DN, Chambers HF, Eliopoulos GM, et al., eds. *The Sanford Guide to Antimicrobial Therapy*. 46th ed. Sperryville, VA: Antimicrobial Therapy Inc; 2016.

Hlavsa MC, Xiao L. Cryptosporidiosis. In: Brunette GW, ed. *CDC Yellow Book 2018 Health Information for International Travel*. Oxford, United Kingdom: Oxford University Press; 2018:157-159.

Kelly P. Intestinal protozoa. In: Schlossberg D, ed. *Clinical Infectious Disease*. 2nd ed. Cambridge, United Kingdom: Cambridge University Press; 2015:1313-1317.

White Jr AC. Cryptosporidiosis (Cryptosporidium Species). In: Bennett JE, Dolin R, Blaser MJ, eds. *Principles and Practice of Infectious Diseases*. 8th ed. Philadelphia: Elsevier Saunders; 2015:3173-3183.

阿米巴病

Cope JR. Amebiasis. In: Brunette GW, ed. *CDC Yellow Book 2018 Health Information for International Travel*. Oxford, United Kingdom: Oxford University Press; 2017:139-140.

Gilbert DN, Chambers HF, Eliopoulos GM, et al., eds. *The Sanford Guide to Antimicrobial Therapy*. 46th ed. Sperryville, VA: Antimicrobial Therapy Inc; 2016.

Kelly P. Intestinal protozoa. In: Schlossberg D, ed. *Clinical Infectious Disease*. 2nd ed. Cambridge, United Kingdom: Cambridge University Press; 2015:1313-1317.

Petri Jr WA, Haque R. Entamoeba Species, Including Amebic Colitis and Liver Abscess. In: Bennett JE, Dolin R, Blaser MJ, eds. *Principles and Practice of Infectious Diseases*. 8th ed. Philadelphia: Elsevier Saunders; 2015:3047-3058.

儿童疾病
麻疹

Chirch LM, Dieckhaus KD, Grant-Kels JM. Classic viral exanthems. In: Schlossberg D, ed. *Clinical Infectious Disease*. 2nd ed. Cambridge, United Kingdom: Cambridge University Press; 2015:133-138.

Gastanaduy PA, Goodson JL. Measles (Rubeola). In: Brunette GW, ed. *CDC Yellow Book 2018 Health Information for International Travel*. Oxford, United Kingdom: Oxford University Press; 2017:256-259.

Gershon AA. Measles Virus (Rubeola). In: Bennett JE, Dolin R, Blaser MJ, eds. *Principles and Practice of Infectious Diseases*. 8th ed. Philadelphia: Elsevier Saunders; 2015:1967-1973.

Measles Outbreak — California, December 2014–February 2015. Available at: https://www.cdc.gov/mmwr/preview/mmwrhtml/mm6406a5.htm. Accessed October 6, 2017.

流行性腮腺炎

Alhamal Z, Jordan M, Raad I. *Infection of the salivary and lacrimal glands*. In: Schlossberg D, ed. *Clinical Infectious Disease*. 2nd ed. Cambridge, United Kingdom: Cambridge University Press; 2015:68-74.

Cardemil CV, Clemmons NS. Mumps. In: Brunette GW, ed. *CDC Yellow Book 2018 Health Information for International Travel*. Oxford, United Kingdom: Oxford University Press; 2017:268-269.

Jong EC. Immunizations. In: Schlossberg D, ed. *Clinical Infectious Disease*. 2nd ed. Cambridge, United Kingdom: Cambridge University Press; 2015:763-776.

Litman N, Baum SG. Mumps Virus. In: Bennett JE, Dolin R, Blaser MJ, eds. *Principles and Practice of Infectious Diseases*. 8th ed. Philadelphia: Elsevier Saunders; 2015: 1942-1947.

风疹

Chirch LM, Dieckhaus KD, Grant-Kels JM. Classic viral exanthems. In: Schlossberg D, ed. *Clinical Infectious Disease*. 2nd ed. Cambridge, United Kingdom: Cambridge University Press; 2015:133-138.

Gershon AA. Rubella Virus (German Measles). In: Bennett JE, Dolin R, Blaser MJ, eds. *Principles and Practice of Infectious Diseases*. 8th ed. Philadelphia: Elsevier Saunders; 2015:1875-1879.

Lebo EJ, Cardemil CV, Reef SE. Rubella. In: Brunette GW, ed. *CDC Yellow Book 2018 Health Information for International Travel*. Oxford, United Kingdom: Oxford University Press; 2017:303-304.

传染性红斑

Weber DJ, Cohen MS, Rutala WA. The Acutely Ill Patient with Fever and Rash. In: Bennett JE, Dolin R, Blaser MJ, eds.

Principles and Practice of Infectious Diseases. 8th ed. Philadelphia: Elsevier Saunders; 2015:732-747.

幼儿急疹

Chirch LM, Dieckhaus KD, Grant-Kels JM. Classic viral exanthems. In: Schlossberg D, ed. *Clinical Infectious Disease*. 2nd ed. Cambridge, United Kingdom: Cambridge University Press; 2015:133-138.

Cohen JI. Human Herpesvirus Types 6 and 7 (Exanthem Subitum). In: Bennett JE, Dolin R, Blaser MJ, eds. *Principles and Practice of Infectious Diseases*. 8th ed. Philadelphia: Elsevier Saunders; 2015:1172-1776.

水痘

Marin M, Lopez AS. Varicella (Chickenpox). In: Brunette GW, ed. *CDC Yellow Book 2018 Health Information for International Travel*. Oxford, United Kingdom: Oxford University Press; 2017: 346-349.

Weinberg, JM. Varicella-zoster virus. In: Schlossberg D, ed. *Clinical Infectious Disease*. 2nd ed. Cambridge, United Kingdom: Cambridge University Press; 2015: 1226-1233.

Whitley RJ. Chickenpox and Herpes Zoster (Varicella-Zoster Virus). In: Bennett JE, Dolin R, Blaser MJ, eds. *Principles and Practice of Infectious Diseases*. 8th ed. Philadelphia: Elsevier Saunders; 2015:1731-1737.

先天性和围生期感染

Batteiger BE, Tan M. Chlamydia trachomatis (Trachoma, Genital Infections, Perinatal Infections, and Lymphogranuloma Venereum). In: Bennett JE, Dolin R, Blaser MJ, eds. *Principles and Practice of Infectious Diseases*. 8th ed. Philadelphia: Elsevier Saunders; 2015:2154-2170.

CDC – Toxoplasmosis – General Information – Pregnant Women. Available at: https://www.cdc.gov/parasites/toxoplasmosis/gen_info/pregnant.html. Published August 25, 2017. Accessed October 11, 2017.

CDC. Prenatal Infections. Centers for Disease Control and Prevention. Available at: https://www.cdc.gov/features/prenatalinfections/. Published June 5, 2017. Accessed October 11, 2017.

CMV | Congenital CMV Infection | Cytomegalovirus | CDC. Available at: https://www.cdc.gov/cmv/congenital-infection.html. Accessed October 11, 2017.

Congenital Varicella Syndrome – NORD (National Organization for Rare Disorders). NORD (National Organization for Rare Disorders). Available at: https://rarediseases.org/rare-diseases/congenital-varicella-syndrome/. Accessed October 11, 2017.

Current Trends Update: Lyme Disease and Cases Occurring during Pregnancy – United States. Available at: https://www.cdc.gov/mmwr/preview/mmwrhtml/00000569.htm. Accessed October 11, 2017.

Ford-Jones EL, Kellner JD. "Cheap torches": an acronym for congenital and perinatal infections. *Pediatr Infect Dis J.* 1995;14(7):638-640.

Gershon AA. Rubella Virus (German Measles). In: Bennett JE, Dolin R, Blaser MJ, eds. *Principles and Practice of Infectious Diseases.* 8th ed. Philadelphia: Elsevier Saunders; 2015:1875-1879.

Marrazzo JM, Apicella MA. Neisseria gonorrhoeae (Gonorrhea). In: Bennett JE, Dolin R, Blaser MJ, eds. *Principles and Practice of Infectious Diseases.* 8th ed. Philadelphia: Elsevier Saunders; 2015:2446-2462.

Non-Polio Enterovirus | Pregnancy and Non-Polio Enterovirus | CDC. Available at: https://www.cdc.gov/non-polio-enterovirus/pregnancy.html. Accessed October 11, 2017.

Parvovirus B19 | Pregnancy and Fifth Disease | Human Parvovirus B19 | CDC. Available at: https://www.cdc.gov/parvovirusb19/pregnancy.html. Accessed October 11, 2017.

Pregnant Women, Infants, and Children | Gender | HIV by Group | HIV/AIDS | CDC. Available at: https://www.cdc.gov/hiv/group/gender/pregnantwomen/index.html. Published September 14, 2017. Accessed October 11, 2017.

Radolf JD, Tramont EC, Salazar JC. Syphilis (Treponema pallidum). In: Bennett JE, Dolin R, Blaser MJ, eds. *Principles and Practice of Infectious Diseases.* 8th ed. Philadelphia: Elsevier Saunders; 2015:2684-2709.

Ray SC, Thomas DL. Hepatitis C. In: Bennett JE, Dolin R, Blaser MJ, eds. *Principles and Practice of Infectious Diseases.* 8th ed. Philadelphia: Elsevier Saunders; 2015:1904-1927.

U.S. Preventive Service Task Force. Screening for Syphilis Infection in Pregnancy: Reaffirmation Recommendation Statement. *Am Fam Physician.* 2010;81(2):1-3. Available at: http://www.aafp.org/afp/2010/0115/od1.html. Accessed October 11, 2017.

STD Facts – Congenital Syphilis. Available at: https://www.cdc.gov/std/syphilis/stdfact-congenital-syphilis.htm. Published September 20, 2017. Accessed October 11, 2017.

STD Screening Recommendations – 2015 STD Treatment Guidelines. Available at: https://www.cdc.gov/std/tg2015/screening-recommendations.htm. Accessed October 11, 2017.

Syphilis in Pregnancy – 2015 STD Treatment Guidelines. Available at: https://www.cdc.gov/std/tg2015/syphilis-pregnancy.htm. Accessed October 11, 2017.

Thio LC, Hawkins C. Hepatitis B Virus and Hepatitis Delta Virus. In: Bennett JE, Dolin R, Blaser MJ, eds. *Principles and Practice of Infectious Diseases.* 8th ed. Philadelphia: Elsevier Saunders; 2015:1815-1839.

Whitley RJ. Chickenpox and Herpes Zoster (Varicella-Zoster Virus). In: Bennett JE, Dolin R, Blaser MJ, eds. *Principles and Practice of Infectious Diseases.* 8th ed. Philadelphia: Elsevier Saunders; 2015:1731-1737.

Zika Virus. CDC. Available at: https://www.cdc.gov/zika/healtheffects/birth_defects.html. Published November 5, 2014. Accessed October 11, 2017.

百日咳

Gilbert DN, Chambers HF, Eliopoulos GM, et al., eds. *The Sanford Guide to Antimicrobial Therapy.* 46th ed. Sperryville, VA: Antimicrobial Therapy Inc; 2016.

Long SS. Bordetella. In: Schlossberg D, ed. *Clinical Infectious Disease.* 2nd ed. Cambridge, United Kingdom: Cambridge University Press; 2015:859-862.

Skoff TH, Liang JL. Pertussis. In: Brunette GW, ed. *CDC Yellow Book 2018 Health Information for International Travel.* Oxford, United Kingdom: Oxford University Press; 2017:272-274.

Waters V, Halperin SA. Bordetella pertussis. In: Bennett JE, Dolin R, Blaser MJ, eds. *Principles and Practice of Infectious Diseases.* 8th ed. Philadelphia: Elsevier Saunders; 2015:2619-2628.

手足口病

Oxman MN. Enteroviruses. In: Schlossberg D, ed. *Clinical Infectious Disease*. 2nd ed. Cambridge, United Kingdom: Cambridge University Press; 2015:1172-1182.

Romero JR, Modlin JF. Coxsackieviruses, Echoviruses, and Numbered Enteroviruses. In: Bennett JE, Dolin R, Blaser MJ, eds. *Principles and Practice of Infectious Diseases*. 8th ed. Philadelphia: Elsevier Saunders; 2015: 2080-2090.

Schneider E. Hand foot, & mouth disease. In: Brunette GW, ed. *CDC Yellow Book 2018 Health Information for International Travel*. Oxford, United Kingdom: Oxford University Press; 2017:180-181.

毛细支气管炎

Bower J, McBride JT. Bronchiolitis. In: Bennett JE, Dolin R, Blaser MJ, eds. *Principles and Practice of Infectious Diseases*. 8th ed. Philadelphia: Elsevier Saunders; 2015:818-822.

Gilbert DN, Chambers HF, Eliopoulos GM, et al., eds. *The Sanford Guide to Antimicrobial Therapy*. 46th ed. Sperryville, VA: Antimicrobial Therapy Inc; 2016.

Poole P, Hobbs M. Acute bronchitis and acute exacerbations of chronic airways disease. In: Schlossberg D, ed. *Clinical Infectious Disease*. 2nd ed. Cambridge, United Kingdom: Cambridge University Press; 2015:193-198.

川崎病

Assimacopoulos AP, Salgado-Pabon W, Schlievert PM. Staphylococcal and streptococcal toxic shock and Kawasaki syndromes. In: Schlossberg D, ed. *Clinical Infectious Disease*. 2nd ed. Cambridge, United Kingdom: Cambridge University Press; 2015:127-132.

Burns JC. Kawasaki Disease. In: Bennett JE, Dolin R, Blaser MJ, eds. *Principles and Practice of Infectious Diseases*. 8th ed. Philadelphia: Elsevier Saunders; 2015: 3280-3285.

Gilbert DN, Chambers HF, Eliopoulos GM, et al., eds. *The Sanford Guide to Antimicrobial Therapy*. 46th ed. Sperryville, VA: Antimicrobial Therapy Inc; 2016.

格鲁布性喉头炎

Behlau I. Croup, supraglottitis, and laryngitis. In: Schlossberg D, ed. *Clinical Infectious Disease*. 2nd ed. Cambridge, United Kingdom: Cambridge University Press; 2015: 199-204.

Bower J, McBride JT. Croup in Children (Acute Laryngotracheobronchitis). In: Bennett JE, Dolin R, Blaser MJ, eds. *Principles and Practice of Infectious Diseases*. 8th ed. Philadelphia: Elsevier Saunders; 2015:762-766.

蜱媒疾病

蜱媒疾病和媒介蜱

Diaz JH. Ticks, Including Tick Paralysis. In: Bennett JE, Dolin R, Blaser MJ, eds. *Principles and Practice of Infectious Diseases*. 8th ed. Philadelphia: Elsevier Saunders; 2015:3266-3279.

落基山斑疹热

Gilbert DN, Chambers HF, Eliopoulos GM, et al., eds. *The Sanford Guide to Antimicrobial Therapy*. 46th ed. Sperryville, VA: Antimicrobial Therapy Inc; 2016.

Holtom PD. Richettsial infections. In: Schlossberg D, ed. *Clinical Infectious Disease*. 2nd ed. Cambridge, United Kingdom: Cambridge University Press; 2015: 1093-1097.

Keystone JS. Skin & Soft Tissue Infections in Returned Travelers. In: Brunette GW, ed. *CDC Yellow Book 2018 Health Information for International Travel*. Oxford, United Kingdom: Oxford University Press; 2017:507-512.

Sensakovic JW, Smith LG. Fever and rash. In: Schlossberg D, ed. *Clinical Infectious Disease*. 2nd ed. Cambridge, United Kingdom: Cambridge University Press; 2015: 122-126.

Walker DII, Blanton LS. Rickettsia richettsii and Other Spotted Fever Group Rickettsiae (Rocky Mountain Spotted Fever and Other Spotter Fevers). In: Bennett JE, Dolin R, Blaser MJ, eds. *Principles and Practice of Infectious Diseases*. 8th ed. Philadelphia: Elsevier Saunders; 2015: 2198-2205.

莱姆病

Evans J. Lyme disease. In: Schlossberg D, ed. *Clinical Infectious Disease*. 2nd ed. Cambridge, United Kingdom: Cambridge University Press; 2015:1060-1067.

Gilbert DN, Chambers HF, Eliopoulos GM, et al., eds. *The Sanford Guide to Antimicrobial Therapy*. 46th ed. Sperryville, VA: Antimicrobial Therapy Inc; 2016.

Mead PS. Lyme Disease. In: Brunette GW, ed. *CDC Yellow Book 2018 Health Information for International Travel*. Oxford, United Kingdom: Oxford University Press; 2017:232.

Steere AC. Lyme Disease (Lyme Borreliosis) Due to Borrelia burgdoferi. In: Bennett JE, Dolin R, Blaser MJ, eds. *Principles and Practice of Infectious Diseases*. 8th ed. Philadelphia: Elsevier Saunders; 2015:2725-2735.

Weber JW, Juliano JJ, Rutala WA. Systemic infection from animals. In: Schlossberg D, ed. *Clinical Infectious Disease*. 2nd ed. Cambridge, United Kingdom: Cambridge University Press; 2015:794-796.

埃立克体病

Bakken JS, Dumler JS. Ehrlichiosis and anaplasmosis. In: Schlossberg D, ed. *Clinical Infectious Disease*. 2nd ed. Cambridge, United Kingdom: Cambridge University Press; 2015:1098-1099.

Gilbert DN, Chambers HF, Eliopoulos GM, et al., eds. *The Sanford Guide to Antimicrobial Therapy*. 46th ed. Sperryville, VA: Antimicrobial Therapy Inc; 2016.

Nicholson WL, Paddock CD. Rickettsial (Spotted & Typhus Fevers) & Related Infections, Including Anaplasmosis & Ehrlichiosis. In: Brunette GW, ed. *CDC Yellow Book 2018 Health Information for International Travel*. Oxford, United Kingdom: Oxford University Press; 2017:297-303.

Raoult D. Rickettsioses, Ehrlichioses, and Anaplasmosis. In: Bennett JE, Dolin R, Blaser MJ, eds. *Principles and Practice of Infectious Diseases*. 8th ed. Philadelphia: Elsevier Saunders; 2015:2194-2197.

无形体病

Bakken JS, Dumler JS. Ehrlichiosis and anaplasmosis. In: Schlossberg D, ed. *Clinical Infectious Disease*. 2nd ed.

Cambridge, United Kingdom: Cambridge University Press; 2015:1098-1099.

Dumler JS, Walker DH. Ehrlichia chaffeensis (Human Monocyto-tropic Ehrlichiosis), Anaplasma phagocytophilum (Human Granulocytotropic Anaplasmosis), and Other Anaplasmataceae. In: Bennett JE, Dolin R, Blaser MJ, eds. *Principles and Practice of Infectious Diseases*. 8th ed. Philadelphia: Elsevier Saunders; 2015:2227-2233.

Gilbert DN, Chambers HF, Eliopoulos GM, et al., eds. *The Sanford Guide to Antimicrobial Therapy*. 46th ed. Sperryville, VA: Antimicrobial Therapy Inc; 2016.

Nicholson WL, Paddock CD. Rickettsial (Spotted & Typhus Fevers) & Related Infections, Including Anaplasmosis & Ehrlichiosis. In: Brunette GW, ed. *CDC Yellow Book 2018 Health Information for International Travel*. Oxford, United Kingdom: Oxford University Press; 2017:297-303.

巴贝西虫病

Chen TK, Mamoun CB, Krause PJ. Human babesiosis. In: Bakken JS, Dumler JS, Schlossberg D, eds. *Ehrlichiosis and anaplasmosis Clinical Infectious Disease*. 2nd ed. Cambridge, United Kingdom: Cambridge University Press; 2015:1295-1301.

Gilbert DN, Chambers HF, Eliopoulos GM, et al., eds. *The Sanford Guide to Antimicrobial Therapy*. 46th ed. Sperryville, VA: Antimicrobial Therapy Inc; 2016.

White Jr AC. Cryptosporidiosis (Cryptosporidium Species). In: Bennett JE, Dolin R, Blaser MJ, eds. *Principles and Practice of Infectious Diseases*. 8th ed. Philadelphia: Elsevier Saunders; 2015:3173-3183.

兔热病

Gilbert DN, Chambers HF, Eliopoulos GM, et al., eds. *The Sanford Guide to Antimicrobial Therapy*. 46th ed. Sperryville, VA: Antimicrobial Therapy Inc; 2016.

Neemann KA, Snowden JN. Tularemia. In: Bakken JS, Dumler JS, Schlossberg D, eds. *Ehrlichiosis and anaplasmo-sis Clinical Infectious Disease*. 2nd ed. Cambridge, United Kingdom: Cambridge University Press; 2015:1007-1009.

Penn RL. Francisella tularensis (Tularemia). In: Bennett JE, Dolin R, Blaser MJ, eds. *Principles and Practice of Infectious*

Diseases. 8th ed. Philadelphia: Elsevier Saunders; 2015: 2590-2602.

克里米亚-刚果出血热

Bente DA. California Encephalitis, Hantavirus Pulmonary Syndrome, and Bunyavirus Hemorrhagic Fevers. In: Bennett JE, Dolin R, Blaser MJ, eds. *Principles and Practice of Infectious Diseases.* 8th ed. Philadelphia: Elsevier Saunders; 2015:2025-2030.

Crimean-Congo Hemorrhagic Fever (CCHF) | CDC. Available at: https://www.cdc.gov/vhf/crimean-congo/index. html. Accessed October 6, 2017.

科罗拉多蜱传热

Colorado Tick Fever | Colorado Tick Fever | CDC. Available at: https://www.cdc.gov/coloradotickfever/. Accessed October 6, 2017.

Debiasi RL, Tyler KL. Coltiviruses and Seadornaviruses. In: Bennett JE, Dolin R, Blaser MJ, eds. *Principles and Practice of Infectious Diseases.* 8th ed. Philadelphia: Elsevier Saunders; 2015:1851-1853.

蠕虫：线虫

蛔虫病

Gilbert DN, Chambers HF, Eliopoulos GM, et al., eds. *The Sanford Guide to Antimicrobial Therapy.* 46th ed. Sperryville, VA: Antimicrobial Therapy Inc; 2016.

Maguire JH. Intestinal Nematodes (Roundworms). In: Bennett JE, Dolin R, Blaser MJ, eds. *Principles and Practice of Infectious Diseases.* 8th ed. Philadelphia: Elsevier Saunders; 2015:3199-3207.

Suh KN, Keystone JS. Intestinal roundworms. In: Schlossberg D, ed. *Clinical Infectious Disease.* 2nd ed. Cambridge, United Kingdom: Cambridge University Press; 2015:1250-1257.

丝虫病

Fox LM. Filariasis, Lymphatic. In: Brunette GW, ed. *CDC Yellow Book 2018 Health Information for International Travel.* Oxford, United Kingdom: Oxford University Press; 2017:178-179.

Gilbert DN, Chambers HF, Eliopoulos GM, et al., eds. *The Sanford Guide to Antimicrobial Therapy.* 46th ed. Sperryville, VA: Antimicrobial Therapy Inc; 2016.

Kazura JW. Tissue Nematodes (Trichinellosis, Dracunculiasis, Filariasis, Loiasis, and Onchocerciasis). In: Bennett JE, Dolin R, Blaser MJ, eds. *Principles and Practice of Infectious Diseases.* 8th ed. Philadelphia: Elsevier Saunders; 2015:3208-3215.

Moore TA. Tissue nematodes. In: Schlossberg D, ed. *Clinical Infectious Disease.* 2nd ed. Cambridge, United Kingdom: Cambridge University Press; 2015:1258-1267.

盘尾丝虫病

Cantey PT. Onchocerciasis (River Blindness). In: Brunette GW, ed. *CDC Yellow Book 2018 Health Information for International Travel.* Oxford, United Kingdom: Oxford University Press; 2017:271-272.

Gilbert DN, Chambers HF, Eliopoulos GM, et al., eds. *The Sanford Guide to Antimicrobial Therapy.* 46th ed. Sperryville, VA: Antimicrobial Therapy Inc; 2016.

Kazura JW. Tissue Nematodes (Trichinellosis, Dracunculiasis, Filariasis, Loiasis, and Onchocerciasis). In: Bennett JE, Dolin R, Blaser MJ, eds. *Principles and Practice of Infectious Diseases.* 8th ed. Philadelphia: Elsevier Saunders; 2015:3208-3215.

Vinelli GL, Koestenblatt KV, Weinberg JM. Superficial fungal diseases of the hair, skin, and nails. In: Schlossberg D, ed. *Clinical Infectious Disease.* 2nd ed. Cambridge, United Kingdom: Cambridge University Press; 2015:171-179.

蛲虫病

Dubray C. Pinworm (Enterobiasis, Oxyuriasis, Threadworm). In: Brunette GW, ed. *CDC Yellow Book 2018 Health Information for International Travel.* Oxford, United Kingdom: Oxford University Press; 2017:275-276.

Gilbert DN, Chambers HF, Eliopoulos GM, et al., eds. *The Sanford Guide to Antimicrobial Therapy.* 46th ed. Sperryville, VA: Antimicrobial Therapy Inc; 2016.

Suh KN, Keystone JS. Intestinal roundworms. In: Schlossberg D, ed. *Clinical Infectious Disease.* 2nd ed. Cambridge, United Kingdom: Cambridge University Press; 2015: 1250-1257.

钩虫病

Dubray C. Helminths, Soil-Transmitted. In: Brunette GW, ed. *CDC Yellow Book 2018 Health Information for International Travel*. Oxford, United Kingdom: Oxford University Press; 2017:182-183.

Gilbert DN, Chambers HF, Eliopoulos GM, et al., eds. *The Sanford Guide to Antimicrobial Therapy*. 46th ed. Sperryville, VA: Antimicrobial Therapy Inc; 2016.

Maguire JH. Intestinal Nematodes (Roundworms). In: Bennett JE, Dolin R, Blaser MJ, eds. *Principles and Practice of Infectious Diseases*. 8th ed. Philadelphia: Elsevier Saunders; 2015:3199-3207.

Suh KN, Keystone JS. Intestinal roundworms. In: Schlossberg D, ed. *Clinical Infectious Disease*. 2nd ed. Cambridge, United Kingdom: Cambridge University Press; 2015: 1250-1257.

鞭虫病

Dubray C. Helminths, Soil-Transmitted. In: Brunette GW, ed. *CDC Yellow Book 2018 Health Information for International Travel*. Oxford, United Kingdom: Oxford University Press; 2017:182-183.

Gilbert DN, Chambers HF, Eliopoulos GM, et al., eds. *The Sanford Guide to Antimicrobial Therapy*. 46th ed. Sperryville, VA: Antimicrobial Therapy Inc; 2016.

Moore TA. Tissue nematodes. In: Schlossberg D, ed. *Clinical Infectious Disease*. 2nd ed. Cambridge, United Kingdom: Cambridge University Press; 2015:1258-1267.

旋毛虫病

Gilbert DN, Chambers HF, Eliopoulos GM, et al., eds. *The Sanford Guide to Antimicrobial Therapy*. 46th ed. Sperryville, VA: Antimicrobial Therapy Inc; 2016.

Moore TA. Tissue nematodes. In: Schlossberg D, ed. *Clinical Infectious Disease*. 2nd ed. Cambridge, United Kingdom: Cambridge University Press; 2015:1258-1267.

Pasternack MS, Swartz MN. Myositis and Myonecrosis. In: Bennett JE, Dolin R, Blaser MJ, eds. *Principles and Practice of Infectious Diseases*. 8th ed. Philadelphia: Elsevier Saunders; 2015:1216-1225.

麦地那龙线虫病

Gilbert DN, Chambers HF, Eliopoulos GM, et al., eds. *The Sanford Guide to Antimicrobial Therapy*. 46th ed. Sperryville, VA: Antimicrobial Therapy Inc; 2016.

Kazura JW. Tissue Nematodes (Trichinellosis, Dracunculiasis, Filariasis, Loiasis, and Onchocerciasis). In: Bennett JE, Dolin R, Blaser MJ, eds. *Principles and Practice of Infectious Diseases*. 8th ed. Philadelphia: Elsevier Saunders; 2015: 3208-3215.

Moore TA. Tissue nematodes. In: Schlossberg D, ed. *Clinical Infectious Disease*. 2nd ed. Cambridge, United Kingdom: Cambridge University Press; 2015:1258-1267.

皮肤幼虫移行症

Gilbert DN, Chambers HF, Eliopoulos GM, et al., eds. *The Sanford Guide to Antimicrobial Therapy*. 46th ed. Sperryville, VA: Antimicrobial Therapy Inc; 2016.

Montgomery S. Cutaneous Larva Migrans. In: Brunette GW, ed. *CDC Yellow Book 2018 Health Information for International Travel*. Oxford, United Kingdom: Oxford University Press; 2017:159-160.

Moore TA. Tissue nematodes. In: Schlossberg D, ed. *Clinical Infectious Disease*. 2nd ed. Cambridge, United Kingdom: Cambridge University Press; 2015:1258-1267.

Nash TE. Visceral Larva Migrans and Other Uncommon Helminth Infections. In: Bennett JE, Dolin R, Blaser MJ, eds. *Principles and Practice of Infectious Diseases*. 8th ed. Philadelphia: Elsevier Saunders; 2015:3237-3242.

粪类圆线虫病

Dubray C. Pinworm (Enterobiasis, Oxyuriasis, Threadworm). In: Brunette GW, ed. *CDC Yellow Book 2018 Health Information for International Travel*. Oxford, United Kingdom: Oxford University Press; 2017:275-276.

Gilbert DN, Chambers HF, Eliopoulos GM, et al., eds. *The Sanford Guide to Antimicrobial Therapy*. 46th ed. Sperryville, VA: Antimicrobial Therapy Inc; 2016.

Suh KN, Keystone JS. Intestinal roundworms. In: Schlossberg D, ed. *Clinical Infectious Disease*. 2nd ed. Cambridge, United Kingdom: Cambridge University Press; 2015:1250-1257.

蠕虫：绦虫

猪带绦虫和囊尾蚴虫病

CDC – Parasites – Taeniasis. Available at: https://www.cdc.gov/parasites/taeniasis/index.html. Published January 10, 2013. Accessed October 11, 2017.

Gilbert DN, Chambers HF, Eliopoulos GM, et al., eds. *The Sanford Guide to Antimicrobial Therapy*. 46th ed. Sperryville, VA: Antimicrobial Therapy Inc; 2016.

King CH, Fairley JK. Tapeworms (Cestodes). In: Bennett JE, Dolin R, Blaser MJ, eds. *Principles and Practice of Infectious Diseases*. 8th ed. Philadelphia: Elsevier Saunders; 2015:3227-3236.

Pawlowski ZS. Tapeworms (cestodes). In: Schlossberg D, ed. *Clinical Infectious Disease*. 2nd ed. Cambridge, United Kingdom: Cambridge University Press; 2015:1274-1278.

广泛的鱼类绦虫病

CDC – Parasites – Diphyllobothrium Infection. Available at: https://www.cdc.gov/parasites/diphyllobothrium/. Published January 10, 2012. Accessed October 11, 2017.

Gilbert DN, Chambers HF, Eliopoulos GM, et al., eds. *The Sanford Guide to Antimicrobial Therapy*. 46th ed. Sperryville, VA: Antimicrobial Therapy Inc; 2016.

King CH, Fairley JK. Tapeworms (Cestodes). Bennett JE, Dolin R, Blaser MJ, eds. *Principles and Practice of Infectious Diseases*. 8th ed. Philadelphia: Elsevier Saunders; 2015:3227-3236.

牛带绦虫病

Cantey PT, Jones JL. Taeniasis. In: Brunette GW, ed. *CDC Yellow Book 2018 Health Information for International Travel*. Oxford, United Kingdom: Oxford University Press; 2017:325.

CDC – Parasites – Taeniasis. Available at: https://www.cdc.gov/parasites/taeniasis/index.html. Published January 10, 2013. Accessed October 11, 2017.

Gilbert DN, Chambers HF, Eliopoulos GM, et al., eds. *The Sanford Guide to Antimicrobial Therapy*. 46th ed. Sperryville, VA: Antimicrobial Therapy Inc; 2016.

King CH, Fairley JK. Tapeworms (Cestodes). In: Bennett JE, Dolin R, Blaser MJ, eds. *Principles and Practice of Infectious Diseases*. 8th ed. Philadelphia: Elsevier Saunders; 2015:3227-3236.

棘球蚴病

CDC – Parasites – Echinococcosis. Available at: https://www.cdc.gov/parasites/echinococcosis/. Published December 12, 2012. Accessed October 11, 2017.

Gilbert DN, Chambers HF, Eliopoulos GM, et al., eds. *The Sanford Guide to Antimicrobial Therapy*. 46th ed. Sperryville, VA: Antimicrobial Therapy Inc; 2016.

King CH, Fairley JK. Tapeworms (Cestodes). In: Bennett JE, Dolin R, Blaser MJ, eds. *Principles and Practice of Infectious Diseases*. 8th ed. Philadelphia: Elsevier Saunders; 2015: 3227-3236.

短膜壳绦虫病

CDC – Parasites – Hymenolepiasis (also known as Hymenolepis nana infection). Available at: https://www.cdc.gov/parasites/hymenolepis/. Published January 10, 2012. Accessed October 11, 2017.

Gilbert DN, Chambers HF, Eliopoulos GM, et al., eds. *The Sanford Guide to Antimicrobial Therapy*. 46th ed. Sperryville, VA: Antimicrobial Therapy Inc; 2016.

King CH, Fairley JK. Tapeworms (Cestodes). In: Bennett JE, Dolin R, Blaser MJ, eds. *Principles and Practice of Infectious Diseases*. 8th ed. Philadelphia: Elsevier Saunders; 2015:3227-3236.

蠕虫：扁形虫

血吸虫病

Gilbert DN, Chambers HF, Eliopoulos GM, et al., eds. *The Sanford Guide to Antimicrobial Therapy*. 46th ed. Sperryville, VA: Antimicrobial Therapy Inc; 2016.

Maguire JH. Schistosomes and other trematodes. In: Schlossberg D, ed. *Clinical Infectious Disease*. 2nd ed. Cambridge, United Kingdom: Cambridge University Press; 2015:1268-1273.

Maguire JH. Trematodes (Schistosomes and Liver Intestinal, and Lung Flukes). In: Bennett JE, Dolin R, Blaser MJ, eds. *Principles and Practice of Infectious Diseases*. 8th ed. Philadelphia: Elsevier Saunders; 2015:3216-3226.

Montgomery S. Schistosomiasis. In: Brunette GW, ed. *CDC Yellow Book 2018 Health Information for International Travel*. Oxford, United Kingdom: Oxford University Press; 2018:309-313.

肝吸虫病

Gilbert DN, Chambers HF, Eliopoulos GM, et al., eds. *The Sanford Guide to Antimicrobial Therapy*. 46th ed. Sperryville, VA: Antimicrobial Therapy Inc; 2016.

Maguire JH. Trematodes (Schistosomes and Liver Intestinal, and Lung Flukes). In: Bennett JE, Dolin R, Blaser MJ, eds. *Principles and Practice of Infectious Diseases*. 8th ed. Philadelphia: Elsevier Saunders; 2015:3216-3226.

肺吸虫病

Gilbert DN, Chambers HF, Eliopoulos GM, et al., eds. *The Sanford Guide to Antimicrobial Therapy*. 46th ed. Sperryville, VA: Antimicrobial Therapy Inc; 2016.

Maguire JH. Trematodes (Schistosomes and Liver Intestinal, and Lung Flukes). In: Bennett JE, Dolin R, Blaser MJ, eds. *Principles and Practice of Infectious Diseases*. 8th ed. Philadelphia: Elsevier Saunders; 2015:3216-3226.

真菌
孢子丝菌病

Gilbert DN, Chambers HF, Eliopoulos GM, et al., eds. *The Sanford Guide to Antimicrobial Therapy*. 46th ed. Sperryville, VA: Antimicrobial Therapy Inc; 2016.

Greenfield RA. Sporotrichum. In: Schlossberg D, ed. *Clinical Infectious Disease*. 2nd ed. Cambridge, United Kingdom: Cambridge University Press; 2015:1124-1127.

Rex JH, Okhuysen PA. Sporothrix schenckii. In: Bennett JE, Dolin R, Blaser MJ, eds. *Principles and Practice of Infectious Diseases*. 8th ed. Philadelphia: Elsevier Saunders; 2015:2920-2924.

副球孢子菌病

Gilbert DN, Chambers HF, Eliopoulos GM, et al., eds. *The Sanford Guide to Antimicrobial Therapy*. 46th ed. Sperryville, VA: Antimicrobial Therapy Inc; 2016.

Restrepo A, Tobon AM, Cano LE. Paracoccidioidomycosis. In: Bennett JE, Dolin R, Blaser MJ, eds. *Principles and Practice of Infectious Diseases*. 8th ed. Philadelphia: Elsevier Saunders; 2015:2995-3002.

球孢子菌病

Chiller TM. Armstrong PA, McCotter OZ. Coccidioidomycosis. In: Brunette GW, ed. *CDC Yellow Book 2018 Health Information for International Travel*. Oxford, United Kingdom: Oxford University Press; 2017:156-157.

Galgiani JN. Coccidioidomycosis (Coccidioides Species). In: Bennett JE, Dolin R, Blaser MJ, eds. *Principles and Practice of Infectious Diseases*. 8th ed. Philadelphia: Elsevier Saunders; 2015:2974-2984.

Gilbert DN, Chambers HF, Eliopoulos GM, et al., eds. *The Sanford Guide to Antimicrobial Therapy*. 46th ed. Sperryville, VA: Antimicrobial Therapy Inc; 2016.

Mirels LF, Deresinski S. Coccidioidomycosis. In: Schlossberg D, ed. *Clinical Infectious Disease*. 2nd ed. Cambridge, United Kingdom: Cambridge University Press; 2015: 1141-1150.

芽生菌病

Bradsher Jr RW. Blastomucosis. In: Bennett JE, Dolin R, Blaser MJ, eds. *Principles and Practice of Infectious Diseases*. 8th ed. Philadelphia: Elsevier Saunders; 2015:2963-2973.

Gilbert DN, Chambers HF, Eliopoulos GM, et al., eds. *The Sanford Guide to Antimicrobial Therapy*. 46th ed. Sperryville, VA: Antimicrobial Therapy Inc; 2016.

Pappas PG. Blastomycosis. In: Schlossberg D, ed. *Clinical Infectious Disease*. 2nd ed. Cambridge, United Kingdom: Cambridge University Press; 2015:1138-1140.

组织胞浆菌病

Deepe Jr GS. Histoplasma capsulatum (Histoplasmosis). In: Bennett JE, Dolin R, Blaser MJ, eds. *Principles and Practice of Infectious Diseases*. 8th ed. Philadelphia: Elsevier Saunders; 2015:2949-2962.

Gilbert DN, Chambers HF, Eliopoulos GM, et al., eds. *The Sanford Guide to Antimicrobial Therapy*. 46th ed. Sperryville, VA: Antimicrobial Therapy Inc; 2016.

Goldman M, Lapitz A. Histoplasmosis. In: Schlossberg D, ed. *Clinical Infectious Disease*. 2nd ed. Cambridge, United Kingdom: Cambridge University Press; 2015:1134-1137.

Jackson BR, Chiller TM. Histoplasmosis. In: Brunette GW, ed. *CDC Yellow Book 2018 Health Information for International Travel*. Oxford, United Kingdom: Oxford University Press; 2017:199-202.

皮肤癣

Gilbert DN, Chambers HF, Eliopoulos GM, et al., eds. *The Sanford Guide to Antimicrobial Therapy*. 46th ed. Sperryville, VA: Antimicrobial Therapy Inc; 2016.

Hay RJ. Dermatophytosis (Ringworm) and Other Superficial Mycoses. In: Bennett JE, Dolin R, Blaser MJ, eds. *Principles and Practice of Infectious Diseases*. 8th ed. Philadelphia: Elsevier Saunders; 2015:2985-2994.

Keystone JS. Skin & Soft Tissue Infections in Returned Travelers. In: Brunette GW, ed. *CDC Yellow Book 2018 Health Information for International Travel*. Oxford, United Kingdom: Oxford University Press; 2017:507-512.

Vinelli GL, Koestenblatt KV, Weinberg JM. Superficial fungal diseases of the hair, skin, and nails. In: Schlossberg D, ed. *Clinical Infectious Disease*. 2nd ed. Cambridge, United Kingdom: Cambridge University Press; 2015:171-179.

花斑癣

Gilbert DN, Chambers HF, Eliopoulos GM, et al., eds. *The Sanford Guide to Antimicrobial Therapy*. 46th ed. Sperryville, VA: Antimicrobial Therapy Inc; 2016.

Hay RJ. Dermatophytosis (Ringworm) and Other Superficial Mycoses. In: Bennett JE, Dolin R, Blaser MJ, eds. *Principles and Practice of Infectious Diseases*. 8th ed. Philadelphia: Elsevier Saunders; 2015:2985-2994.

Keystone JS. Skin & Soft Tissue Infections in Returned Travelers. In: Brunette GW, ed. *CDC Yellow Book 2018 Health Information for International Travel*. Oxford, United Kingdom: Oxford University Press; 2017:507-512.

Vinelli GL, Koestenblatt KV, Weinberg JM. Superficial fungal diseases of the hair, skin, and nails. In: Schlossberg D, ed. *Clinical Infectious Disease*. 2nd ed. Cambridge, United Kingdom: Cambridge University Press; 2015:171-179.

曲霉菌

Gilbert DN, Chambers HF, Eliopoulos GM, et al., eds. *The Sanford Guide to Antimicrobial Therapy*. 46th ed. Sperryville, VA: Antimicrobial Therapy Inc; 2016.

Patterson TF. Aspergillus Species. In: Bennett JE, Dolin R, Blaser MJ. eds. *Principles and Practice of Infectious Diseases*. 8th ed. Philadelphia: Elsevier Saunders; 2015: 2895-2908.

Ram S, Levitz SM. Aspergillosis. In: Schlossberg D, ed. *Clinical Infectious Disease*. 2nd ed. Cambridge, United Kingdom: Cambridge University Press; 2015:1113-1118.

毛霉菌病

Durand ML. Periocular infections. In: Schlossberg D, ed. *Clinical Infectious Disease*. 2nd ed. Cambridge, United Kingdom: Cambridge University Press; 2015:116-120.

Gilbert DN, Chambers HF, Eliopoulos GM, et al., eds. *The Sanford Guide to Antimicrobial Therapy*. 46th ed. Sperryville, VA: Antimicrobial Therapy Inc; 2016.

Kontoyiannis DP, Lewis RE. Agents of Mucormycosis and Entomophthoramycosis. In: Bennett JE, Dolin R, Blaser MJ, eds. *Principles and Practice of Infectious Diseases*. 8th ed. Philadelphia: Elsevier Saunders; 2015:2909-2919.

性传播疾病

淋病

2015 STD Treatment Guidelines. Available at: https://www.cdc.gov/std/tg2015/default.htm. Accessed October 6, 2017.

Gilbert DN, Chambers HF, Eliopoulos GM, et al., eds. *The Sanford Guide to Antimicrobial Therapy*. 46th ed. Sperryville, VA: Antimicrobial Therapy Inc; 2016.

Marrazzo JM, Apicella MA. Neisseria gonorrhoeae (Gonorrhea). In: Bennett JE, Dolin R, Blaser MJ, eds. *Principles and Practice of Infectious Diseases*. 8th ed. Philadelphia: Elsevier Saunders; 2015:2446-2462.

Mathers AJ, Rein MF. Gonococcus: Neisseria gonorrhoeae. In: Schlossberg D, ed. *Clinical Infectious Disease*. 2nd ed. Cambridge, United Kingdom: Cambridge University Press; 2015:915-919.

尖锐湿疣

2015 STD Treatment Guidelines. Available at: https://www.cdc.gov/std/tg2015/default.htm. Accessed October 6, 2017.

Bonnez W. Papillomaviruses. In: Bennett JE, Dolin R, Blaser MJ, eds. *Principles and Practice of Infectious Diseases.* 8th ed. Philadelphia: Elsevier Saunders; 2015:1794-1806.

Gilbert DN, Chambers HF, Eliopoulos GM, et al., eds. *The Sanford Guide to Antimicrobial Therapy.* 46th ed. Sperryville, VA: Antimicrobial Therapy Inc; 2016.

Kakuda TN, Tomaka FL. Antiviral therapy. In: Schlossberg D, ed. *Clinical Infectious Disease.* 2nd ed. Cambridge, United Kingdom: Cambridge University Press; 2015:1353-1365.

阴虱病

2015 STD Treatment Guidelines. Available at: https://www.cdc.gov/std/tg2015/default.htm. Accessed October 6, 2017.

Diaz JH. Lice (Pediculosis). In: Bennett JE, Dolin R, Blaser MJ, eds. *Principles and Practice of Infectious Diseases.* 8th ed. Philadelphia: Elsevier Saunders; 2015:3246-3249.

Gilbert DN, Chambers HF, Eliopoulos GM, et al., eds. *The Sanford Guide to Antimicrobial Therapy.* 46th ed. Sperryville, VA: Antimicrobial Therapy Inc; 2016.

Monsel G, Chosidow O. Scabies, lice, and myiasis. In: Schlossberg D, ed. *Clinical Infectious Disease.* 2nd ed. Cambridge, United Kingdom: Cambridge University Press; 2015:162-166.

梅毒

2015 STD Treatment Guidelines. Available at: https://www.cdc.gov/std/tg2015/default.htm. Accessed October 6, 2017.

Gilbert DN, Chambers HF, Eliopoulos GM, et al., eds. *The Sanford Guide to Antimicrobial Therapy.* 46th ed. Sperryville, VA: Antimicrobial Therapy Inc; 2016.

Radolf JD, Tramont EC, Salazar JC. Syphilis (Treponema pallidum). In: Bennett JE, Dolin R, Blaser MJ, eds. *Principles and Practice of Infectious Diseases.* 8th ed. Philadelphia: Elsevier Saunders; 2015:2684-2709.

Sena AC, Adimora AA. Syphilis and other treponematoses. In: Schlossberg D, ed. *Clinical Infectious Disease.* 2nd ed. Cambridge, United Kingdom: Cambridge University Press; 2015:1053-1059.

Staat MA, Burke H. International Adoption. In: Brunette GW, ed. *CDC Yellow Book 2018 Health Information for International Travel.* Oxford, United Kingdom: Oxford University Press; 2017:550-555.

衣原体病

2015 STD Treatment Guidelines. Available at: https://www.cdc.gov/std/tg2015/default.htm. Accessed October 6, 2017.

Bacon III AE. Chlamydia psittaci (psittacosis). In: Schlossberg D, ed. *Clinical Infectious Disease.* 2nd ed. Cambridge, United Kingdom: Cambridge University Press; 2015:1089-1091.

Batteiger BE, Tan M. Chlamydia trachomatis (Trachoma, Genital Infections, Perinatal Infections, and Lymphogranuloma Venereum). In: Bennett JE, Dolin R, Blaser MJ, eds. *Principles and Practice of Infectious Diseases.* 8th ed. Philadelphia: Elsevier Saunders; 2015:2154-2170.

Gilbert DN, Chambers HF, Eliopoulos GM, et al., eds. *The Sanford Guide to Antimicrobial Therapy.* 46th ed. Sperryville, VA: Antimicrobial Therapy Inc; 2016.

沙眼

2015 STD Treatment Guidelines. Available at: https://www.cdc.gov/std/tg2015/default.htm. Accessed October 6, 2017.

Batteiger BE, Tan M. Chlamydia trachomatis (Trachoma, Genital Infections, Perinatal Infections, and Lymphogranuloma Venereum). In: Bennett JE, Dolin R, Blaser MJ, eds. *Principles and Practice of Infectious Diseases.* 8th ed. Philadelphia: Elsevier Saunders; 2015:2154-2170.

Gilbert DN, Chambers HF, Eliopoulos GM, et al., eds. *The Sanford Guide to Antimicrobial Therapy.* 46th ed. Sperryville, VA: Antimicrobial Therapy Inc; 2016.

Tu EY. Conjunctivitis. In: Schlossberg D, ed. *Clinical Infectious Disease.* 2nd ed. Cambridge, United Kingdom: Cambridge University Press; 2015:81-87.

WHO | Trachoma. WHO. Available at: http://www.who.int/trachoma/en/. Accessed October 6, 2017.

反应性关节炎

Augenbraun MH, McCormack WM. Urethritis. In: Bennett JE, Dolin R, Blaser MJ, eds. *Principles and Practice of Infectious Diseases*. 8th ed. Philadelphia: Elsevier Saunders; 2015:1349-1357.

Dao KH, Cush JJ. Polyarthritis and fever. In: Schlossberg D, ed. *Clinical Infectious Disease*. 2nd ed. Cambridge, United Kingdom: Cambridge University Press; 2015:454-459.

单纯疱疹

2015 STD Treatment Guidelines. Available at: https://www.cdc.gov/std/tg2015/default.htm. Accessed October 6, 2017.

Gilbert DN, Chambers HF, Eliopoulos GM, et al., eds. *The Sanford Guide to Antimicrobial Therapy*. 46th ed. Sperryville, VA: Antimicrobial Therapy Inc; 2016.

Palmore TN, Henderson DK. Nosocomial Herpesvirus Infections. In: Bennett JE, Dolin R, Blaser MJ, eds. *Principles and Practice of Infectious Diseases*. 8th ed. Philadelphia: Elsevier Saunders; 2015:3376-3383.

Schmid DS. B Virus. In: Brunette GW, ed. *CDC Yellow Book 2018 Health Information for International Travel*. Oxford, United Kingdom: Oxford University Press; 2017:144-146.

Whitley RJ. Herpes simplex viruses 1 and 2. In: Schlossberg D, ed. *Clinical Infectious Disease*. 2nd ed. Cambridge, United Kingdom: Cambridge University Press; 2015:1193-1198.

滴虫病

2015 STD Treatment Guidelines. Available at: https://www.cdc.gov/std/tg2015/default.htm. Accessed October 6, 2017.

Gilbert DN, Chambers HF, Eliopoulos GM, et al., eds. *The Sanford Guide to Antimicrobial Therapy*. 46th ed. Sperryville, VA: Antimicrobial Therapy Inc; 2016.

Pappas G, Bliziotis IA, Falagas ME. Urethritis and dysuria. In: Schlossberg D, ed. *Clinical Infectious Disease*. 2nd ed. Cambridge, United Kingdom: Cambridge University Press; 2015:386-391.

Schwebke JR. Trichomonas vaginalis. In: Bennett JE, Dolin R, Blaser MJ, eds. *Principles and Practice of Infectious Diseases*. 8th ed. Philadelphia: Elsevier Saunders; 2015:3161-3164.

疥疮

2015 STD Treatment Guidelines. Available at: https://www.cdc.gov/std/tg2015/default.htm. Accessed October 6, 2017.

Diaz JH. Scabies. In: Bennett JE, Dolin R, Blaser MJ, eds. *Principles and Practice of Infectious Diseases*. 8th ed. Philadelphia: Elsevier Saunders; 2015:3250-3254.

Gilbert DN, Chambers HF, Eliopoulos GM, et al., eds. *The Sanford Guide to Antimicrobial Therapy*. 46th ed. Sperryville, VA: Antimicrobial Therapy Inc; 2016.

Martin D. Scabies. In: Brunette GW, ed. *CDC Yellow Book 2018 Health Information for International Travel*. Oxford, United Kingdom: Oxford University Press; 2017:308-309.

Monsel G, Chosidow O. Scabies, lice and myiasis. In: Schlossberg D, ed. *Clinical Infectious Disease*. 2nd ed. Cambridge, United Kingdom: Cambridge University Press; 2015:162-166.

软下疳

2015 STD Treatment Guidelines. Available at: https://www.cdc.gov/std/tg2015/default.htm. Accessed October 6, 2017.

Gilbert DN, Chambers HF, Eliopoulos GM, et al., eds. *The Sanford Guide to Antimicrobial Therapy*. 46th ed. Sperryville, VA: Antimicrobial Therapy Inc; 2016.

Murphy TF. *Haemophilus Species, Including H. influenza and H. ducreyi (Chancroid)*. In: Bennett JE, Dolin R, Blaser MJ, eds. *Principles and Practice of Infectious Diseases*. 8th ed. Philadelphia: Elsevier Saunders; 2015:2575-2593.

Ronald A. Genital ulcer adenopathy syndrome. In: Schlossberg D, ed. *Clinical Infectious Disease*. 2nd ed. Cambridge, United Kingdom: Cambridge University Press; 2015:406-412.

腹股沟肉芽肿

2015 STD Treatment Guidelines. Available at: https://www.cdc.gov/std/tg2015/default.htm. Accessed October 6, 2017.

Ballard RC. Klebsiella granulomatis (Donovanosis, Granuloma Inguinale). In: Bennett JE, Dolin R, Blaser MJ, eds. *Principles and Practice of Infectious Diseases*. 8th ed. Philadelphia: Elsevier Saunders; 2015:2664-2666.

Gilbert DN, Chambers HF, Eliopoulos GM, et al., eds. *The Sanford Guide to Antimicrobial Therapy*. 46th ed. Sperryville, VA: Antimicrobial Therapy Inc; 2016.

Ronald A. Genital ulcer adenopathy syndrome. In: Schlossberg D, ed. *Clinical Infectious Disease*. 2nd ed. Cambridge, United Kingdom: Cambridge University Press; 2015: 406-412.

阴道炎

2015 STD Treatment Guidelines. Available at: https://www.cdc.gov/std/tg2015/default.htm. Accessed October 6, 2017.

Edwards Jr JE. Candida Species. In: Bennett JE, Dolin R, Blaser MJ, eds. *Principles and Practice of Infectious Diseases*. 8th ed. Philadelphia: Elsevier Saunders; 2015: 2879-2894.

Faro S. Vaginitis and cervicitis. In: Schlossberg D, ed. *Clinical Infectious Disease*. 2nd ed. Cambridge, United Kingdom: Cambridge University Press; 2015:392-400.

Gilbert DN, Chambers HF, Eliopoulos GM, et al., eds. *The Sanford Guide to Antimicrobial Therapy*. 46th ed. Sperryville, VA: Antimicrobial Therapy Inc; 2016.

McCormack WM, Augenbraun MH. Vulvovaginitis and Cervicitis. In: Bennett JE, Dolin R, Blaser MJ, eds. *Principles and Practice of Infectious Diseases*. 8th ed. Philadelphia: Elsevier Saunders; 2015:1358-1371.

传染性软疣

2015 STD Treatment Guidelines. Available at: https://www.cdc.gov/std/tg2015/default.htm. Accessed October 6, 2017.

Gilbert DN, Chambers HF, Eliopoulos GM, et al., eds. *The Sanford Guide to Antimicrobial Therapy*. 46th ed. Sperryville, VA: Antimicrobial Therapy Inc; 2016.

Ogedegbe A, Glesby MJ. Differential diagnosis and management of HIV-associated opportunistic infections. In: Schlossberg D, ed. *Clinical Infectious Disease*. 2nd ed. Cambridge, United Kingdom: Cambridge University Press; 2015: 676-687.

Petersen BW, Damon IK. Other Poxviruses That Infect Humans: Parapoxviruses (Including Orf Virus), Molluscum Contagiosum, and Yatapoxviruses. In: Bennett JE, Dolin R, Blaser MJ, eds. *Principles and Practice of Infectious Diseases*. 8th ed. Philadelphia: Elsevier Saunders; 2015: 1703-1706.

性病淋巴肉芽肿

2015 STD Treatment Guidelines. Available at: https://www.cdc.gov/std/tg2015/default.htm. Accessed October 6, 2017.

Batteiger BE, Tan M. Chlamydia trachomatis (Trachoma, Genital Infections, Perinatal Infections, and Lymphogranuloma Venereum). In: Bennett JE, Dolin R, Blaser MJ, eds. *Principles and Practice of Infectious Diseases*. 8th ed. Philadelphia: Elsevier Saunders; 2015:2154-2170.

Gilbert DN, Chambers HF, Eliopoulos GM, et al., eds. *The Sanford Guide to Antimicrobial Therapy*. 46th ed. Sperryville, VA: Antimicrobial Therapy Inc; 2016.

Ronald A. Genital ulcer adenopathy syndrome. In: Schlossberg D, ed. *Clinical Infectious Disease*. 2nd ed. Cambridge, United Kingdom: Cambridge University Press; 2015: 406-412.

肺部传染病
中东呼吸综合征

McIntosh K, Perlman S. Coronaviruses, Including Severe Acute Respiratory Syndrome (SARS) and Middle East Respiratory Syndrome (MERS). In: Bennett JE, Dolin R, Blaser MJ, eds. *Principles and Practice of Infectious Diseases*. 8th ed. Philadelphia: Elsevier Saunders; 2015: 1928-1936.

MERS-CoV | Home | Middle East Respiratory Syndrome | Coronavirus | CDC. Available at: https://www.cdc.gov/coronavirus/mers/index.html. Published September 14, 2017. Accessed October 6, 2017.

Vyas KS. Community-acquired pneumonia. In: Schlossberg D, ed. *Clinical Infectious Disease*. 2nd ed. Cambridge, United Kingdom: Cambridge University Press; 2015: 214-220.

Watson JT, Gerber SI. Middle East Respiratory Syndrome (MERS). In: Brunette GW, ed. *CDC Yellow Book 2018 Health Information for International Travel*. Oxford, United Kingdom: Oxford University Press; 2017:267-268.

WHO | *Middle East respiratory syndrome coronavirus (MERS-CoV)*. *WHO*. Available at: http://www.who.int/emergencies/mers-cov/en/. Accessed October 6, 2017.

结核病

Fitzgerald DW, Sterling TR, Haas DW. Mycobacterium tuberculosis. In: Bennett JE, Dolin R, Blaser MJ, eds. *Principles and Practice of Infectious Diseases*. 8th ed. Philadelphia: Elsevier Saunders; 2015:2787-2818.

Gilbert DN, Chambers HF, Eliopoulos GM, et al., eds. *The Sanford Guide to Antimicrobial Therapy*. 46th ed. Sperryville, VA: Antimicrobial Therapy Inc; 2016.

LoBue P. Tuberculosis. In: Brunette GW, ed. *CDC Yellow Book 2018 Health Information for International Travel*. Oxford, United Kingdom: Oxford University Press; 2017: 334-341.

Mehta JB, Dutt AK. Tuberculosis. In: Schlossberg D, ed. *Clinical Infectious Disease*. 2nd ed. Cambridge, United Kingdom: Cambridge University Press; 2015:1010-1019.

军团病

Edelstein PH, Roy CR. Legionnaires' Disease and Pontiac Fever. In: Bennett JE, Dolin R, Blaser MJ, eds. *Principles and Practice of Infectious Diseases*. 8th ed. Philadelphia: Elsevier Saunders; 2015:2633-2644.

Gilbert DN, Chambers HF, Eliopoulos GM, et al., eds. *The Sanford Guide to Antimicrobial Therapy*. 46th ed. Sperryville, VA: Antimicrobial Therapy Inc; 2016.

Kutty PK, Garrison LE. Legionellosis (Legionnaires' Disease & Pontiac Fever). In: Brunette GW, ed. *CDC Yellow Book 2018 Health Information for International Travel*. Oxford, United Kingdom: Oxford University Press; 2017: 224-225.

Marrie TJ. Legionellosis. In: Schlossberg D, ed. *Clinical Infectious Disease*. 2nd ed. Cambridge, United Kingdom: Cambridge University Press; 2015:924-930.

鹦鹉热

Gilbert DN, Chambers HF, Eliopoulos GM, et al., eds. *The Sanford Guide to Antimicrobial Therapy*. 46th ed. Sperryville, VA: Antimicrobial Therapy Inc; 2016.

Schlossberg D. Psittacosis (Due to Chlamydia psittaci). In: Bennett JE, Dolin R, Blaser MJ, eds. *Principles and Practice of Infectious Diseases*. 8th ed. Philadelphia: Elsevier Saunders; 2015:2171-2173.

Vyas KS. Community-acquired pneumonia. In: Schlossberg D, ed. *Clinical Infectious Disease*. 2nd ed. Cambridge, United Kingdom: Cambridge University Press; 2015:214-220.

禽流感

Appiah G, Bresee J. Influenza. In: Brunette GW, ed. *CDC Yellow Book 2018 Health Information for International Travel*. Oxford, United Kingdom: Oxford University Press; 2017:206-214.

CDC. Information on Avian Influenza. Centers for Disease Control and Prevention. Available at: https://www.cdc.gov/flu/avianflu/index.htm. Published April 13, 2017. Accessed October 6, 2017.

File TM. Atypical pneumonia. In: Schlossberg D, ed. *Clinical Infectious Disease*. 2nd ed. Cambridge, United Kingdom: Cambridge University Press; 2015:205-213.

Gilbert DN, Chambers HF, Eliopoulos GM, et al., eds. *The Sanford Guide to Antimicrobial Therapy*. 46th ed. Sperryville, VA: Antimicrobial Therapy Inc; 2016.

Treanor JJ. Influenza (Including Avian Influenza and Swine Influenza). In: Bennett JE, Dolin R, Blaser MJ, eds. *Principles and Practice of Infectious Diseases*. 8th ed. Philadelphia: Elsevier Saunders; 2015:2000-2024.

流感

Appiah G, Bresee J. Influenza. In: Brunette GW, ed. *CDC Yellow Book 2018 Health Information for International Travel*. Oxford, United Kingdom: Oxford University Press; 2017:206-214.

Gilbert DN, Chambers HF, Eliopoulos GM, et al., eds. *The Sanford Guide to Antimicrobial Therapy*. 46th ed. Sperryville, VA: Antimicrobial Therapy Inc; 2016.

Herati RS, Friedman HM. Influenza. In: Schlossberg D, ed. *Clinical Infectious Disease*. 2nd ed. Cambridge, United Kingdom: Cambridge University Press; 2015:1205-1210.

Treanor JJ. Influenza (Including Avian Influenza and Swine Influenza). In: Bennett JE, Dolin R, Blaser MJ, eds. *Principles and Practice of Infectious Diseases*. 8th ed. Philadelphia: Elsevier Saunders; 2015:2000-2024.

严重急性呼吸综合征

Gilbert DN, Chambers HF, Eliopoulos GM, et al., eds. *The Sanford Guide to Antimicrobial Therapy*. 46th ed. Sperryville, VA: Antimicrobial Therapy Inc; 2016.

LaRocque RC, Ryan ET. Respiratory Infections. In: Brunette GW, ed. *CDC Yellow Book 2018 Health Information for International Travel*. Oxford, United Kingdom: Oxford University Press; 2017:66-69.

McIntosh K, Perlman S. Coronaviruses, Including Severe Acute Respiratory Syndrome (SARS) and Middle East Respiratory Syndrome (MERS). In: Bennett JE, Dolin R, Blaser MJ, eds. *Principles and Practice of Infectious Diseases*. 8th ed. Philadelphia: Elsevier Saunders; 2015: 1928-1936.

SARS | Home | Severe Acute Respiratory Syndrome | SARS-CoV Disease | CDC. Available at: https://www.cdc.gov/sars/index.html. Accessed October 6, 2017.

Vyas KS. Community-acquired pneumonia. In: Schlossberg D, ed. *Clinical Infectious Disease*. 2nd ed. Cambridge, United Kingdom: Cambridge University Press; 2015: 214-220.

WHO | Severe acute respiratory syndrome. WHO. Available at: http://www.who.int/topics/sars/en/. Accessed October 6, 2017.

蚊媒传染病

寨卡热

Chen TA, Staples JE, Fischer M. Zika. In: Brunette GW, ed. *CDC Yellow Book 2018 Health Information for International Travel*. Oxford, United Kingdom: Oxford University Press; 2017:369-371.

Gilbert DN, Chambers HF, Eliopoulos GM, et al., eds. *The Sanford Guide to Antimicrobial Therapy*. 46th ed. Sperryville, VA: Antimicrobial Therapy Inc; 2016.

Thomas SJ, Endy TP, Rothman AL, Barrett AD. Flaviviruses (Dengue, Yellow Fever, Japanese Encephalitis, West Nile Encephalitis, St. Louis Encephalitis, Tick-Borne Encephalitis, Kyasanur Forest Disease, Alkhurma Hemorrhagic Fever, Zika). In: Bennett JE, Dolin R, Blaser MJ, eds. *Principles and*

Practice of Infectious Diseases. 8th ed. Philadelphia: Elsevier Saunders; 2015:1881-1903.

Zika Virus. CDC. Available at: https://www.cdc.gov/zika/index.html. Published November 5, 2014. Accessed October 6, 2017.

登革热

Dengue | CDC. Available at: https://www.cdc.gov/dengue/index.html. Accessed October 6, 2017.

Gilbert DN, Chambers HF, Eliopoulos GM, et al., eds. *The Sanford Guide to Antimicrobial Therapy*. 46th ed. Sperryville, VA: Antimicrobial Therapy Inc; 2016.

Hung NT. Dengue. In: Schlossberg D, ed. *Clinical Infectious Disease*. 2nd ed. Cambridge, United Kingdom: Cambridge University Press; 2015:1168-1171.

Sharp TM, Perez-Padilla J, Waterman SH. Dengue. In: Brunette GW, ed. *CDC Yellow Book 2018 Health Information for International Travel*. Oxford, United Kingdom: Oxford University Press; 2017:162-169.

Thomas SJ, Endy TP, Rothman AL, Barrett AD. Flaviviruses (Dengue, Yellow Fever, Japanese Encephalitis, West Nile Encephalitis, St. Louis Encephalitis, Tick-Borne Encephalitis, Kyasanur Forest Disease, Alkhurma Hemorrhagic Fever, Zika). In: Bennett JE, Dolin R, Blaser MJ, eds. *Principles and Practice of Infectious Diseases*. 8th ed. Philadelphia: Elsevier Saunders; 2015:1881-1903.

黄热病

Gershman MD, Staples JE. Yellow Fever. In: Brunette GW, ed. *CDC Yellow Book 2018 Health Information for International Travel*. Oxford, United Kingdom: Oxford University Press; 2017:352-368.

Gilbert DN, Chambers HF, Eliopoulos GM, et al., eds. *The Sanford Guide to Antimicrobial Therapy*. 46th ed. Sperryville, VA: Antimicrobial Therapy Inc; 2016.

Thomas SJ, Endy TP, Rothman AL, Barrett AD. Flaviviruses (Dengue, Yellow Fever, Japanese Encephalitis, West Nile Encephalitis, St. Louis Encephalitis, Tick-Borne Encephalitis, Kyasanur Forest Disease, Alkhurma Hemorrhagic Fever, Zika). In: Bennett JE, Dolin R, Blaser MJ, eds. *Principles and Practice of Infectious Diseases*. 8th ed. Philadelphia: Elsevier Saunders; 2015:1881-1903.

Wu HM, Fairley JK. Advice for travelers. In: Schlossberg D, ed. *Clinical Infectious Disease*. 2nd ed. Cambridge, United Kingdom: Cambridge University Press; 2015:778-784.

疟疾

CDC – Malaria. Available at: https://www.cdc.gov/malaria/. Published September 29, 2017. Accessed October 6, 2017.

Fairhurst RM, Wellems TE. Malaria (Plasmodium Species). In: Bennett JE, Dolin R, Blaser MJ, eds. *Principles and Practice of Infectious Diseases*. 8th ed. Philadelphia: Elsevier Saunders; 2015:3070-3090.

Fairley JK, Wu HM. Malaria. In: Schlossberg D, ed. *Clinical Infectious Disease*. 2nd ed. Cambridge, United Kingdom: Cambridge University Press; 2015:1285-1294.

Gershman MD, Jentes ES, Stoney RJ, Tan KR, Arguin PM, Steele SF. In: Brunette GW, ed. *CDC Yellow Book 2018 Health Information for International Travel*. Oxford, United Kingdom: Oxford University Press; 2017:372-424.

Gilbert DN, Chambers HF, Eliopoulos GM, et al., eds. *The Sanford Guide to Antimicrobial Therapy*. 46th ed. Sperryville, VA: Antimicrobial Therapy Inc; 2016.

蚊媒病毒性脑炎

Estrada-Franco JG, Navarro-Lopez R, Freier JE, et al. Venezuelan Equine Encephalitis Virus, Southern Mexico. *Emerg Infect Dis*. 2004;10:12.

Eastern Equine Encephalitis | CDC. Available at: https://www.cdc.gov/easternequineencephalitis/index.html. Accessed October 6, 2017.

Gilbert DN, Chambers HF, Eliopoulos GM, et al., eds. *The Sanford Guide to Antimicrobial Therapy*. 46th ed. Sperryville, VA: Antimicrobial Therapy Inc; 2016.

Irani DN. Acute viral encephalitis. In: Schlossberg D, ed. *Clinical Infectious Disease*. 2nd ed. Cambridge, United Kingdom: Cambridge University Press; 2015:487-494.

Japanese Encephalitis | CDC. Available at: https://www.cdc.gov/japaneseencephalitis/. Accessed October 6, 2017.

La Crosse Encephalitis | CDC. Available at: https://www.cdc.gov/lac/index.html. Accessed October 6, 2017.

Murray Valley Encephalitis virus | Disease Directory | Travelers' Health | CDC. Available at: https://wwwnc.cdc.gov/travel/diseases/murray-valley-encephalitis-virus. Accessed October 6, 2017.

Rift Valley Fever | CDC. Available at: https://www.cdc.gov/vhf/rvf/index.html. Accessed October 6, 2017.

St Louis Encephalitis | CDC. Available at: https://www.cdc.gov/sle/. Accessed October 6, 2017.

Tunkel AR. Approach to the Patient with Central Nervous System Infection. In: Bennett JE, Dolin R, Blaser MJ, eds. *Principles and Practice of Infectious Diseases*. 8th ed. Philadelphia: Elsevier Saunders; 2015:1091-1096.

West Nile virus | West Nile Virus | CDC. Available at: https://www.cdc.gov/westnile/index.html. Published October 3, 2017. Accessed October 6, 2017.

基孔肯雅病

Chikungunya virus | CDC. Available at: https://www.cdc.gov/chikungunya/index.html. Published August 29, 2017. Accessed October 6, 2017.

Gilbert DN, Chambers HF, Eliopoulos GM, et al., eds. *The Sanford Guide to Antimicrobial Therapy*. 46th ed. Sperryville, VA: Antimicrobial Therapy Inc; 2016.

Markoff L. Alphaviruses. In: Bennett JE, Dolin R, Blaser MJ, eds. *Principles and Practice of Infectious Diseases*. 8th ed. Philadelphia: Elsevier Saunders; 2015:1865-1874.

Staples JE, Hills SK, Powers AM. Chikungunya. In: Brunette GW, ed. *CDC Yellow Book 2018 Health Information for International Travel*. Oxford, United Kingdom: Oxford University Press; 2017:151-153.

Wu HM, Fairley JK. Advice for travelers. In: Schlossberg D, ed. *Clinical Infectious Disease*. 2nd ed. Cambridge, United Kingdom: Cambridge University Press; 2015:778-784.

由老鼠、跳蚤、虱子和恙螨传播的疾病

肾综合征出血热

Bente DA. *California Encephalitis, Hantavirus Pulmonary Syndrome, and Bunyavirus Hemorrhagic Fevers*. In: Bennett JE, Dolin R, Blaser MJ, eds. *Principles and*

Practice of Infectious Diseases. 8th ed. Philadelphia: Elsevier Saunders; 2015:2025-2030.

汉坦病毒肺综合症

Bente DA. California Encephalitis, Hantavirus Pulmonary Syndrome, and Bunyavirus Hemorrhagic Fevers. In: Bennett JE, Dolin R, Blaser MJ, eds. Principles and Practice of Infectious Diseases. 8th ed. Philadelphia: Elsevier Saunders; 2015:2025-2030.

Mertz GJ, Iandiorio MJ. Hantavirus cardiopulmonary syndrome in the Americas. In: Schlossberg D, ed. Clinical Infectious Disease. 2nd ed. Cambridge, United Kingdom: Cambridge University Press; 2015:1190-1192.

鼠疫

Gilbert DN, Chambers HF, Eliopoulos GM, et al., eds. The Sanford Guide to Antimicrobial Therapy. 46th ed. Sperryville, VA: Antimicrobial Therapy Inc; 2016.

Mead PS. Yersinia Species (Including Plague). In: Bennett JE, Dolin R, Blaser MJ. eds. Principles and Practice of Infectious Diseases. 8th ed. Philadelphia: Elsevier Saunders; 2015:2607-2618.

Mead PS. Plague (Bubonic, Pneumonic, Septicemic). In: Brunette GW, ed. CDC Yellow Book 2018 Health Information for International Travel. Oxford, United Kingdom: Oxford University Press; 2017:276-277.

Weber DJ, Juliano JJ, Rutala WA. Systemic infection from animals. In: Schlossberg D, ed. Clinical Infectious Disease. 2nd ed. Cambridge, United Kingdom: Cambridge University Press; 2015:790-796.

钩端螺旋体病

Galloway RL, Stoffard RA, Schafer IJ. Leptospirosis. In: Brunette GW, ed. CDC Yellow Book 2018 Health Information for International Travel. Oxford, United Kingdom: Oxford University Press; 2017:230-231.

Gilbert DN, Chambers HF, Eliopoulos GM, et al., eds. The Sanford Guide to Antimicrobial Therapy. 46th ed. Sperryville, VA: Antimicrobial Therapy Inc; 2016.

Haake DA, Levett PN. Leptospira Species (Leptospirosis). In: Bennett JE, Dolin R, Blaser MJ, eds. Principles and Practice

of Infectious Diseases. 8th ed. Philadelphia: Elsevier Saunders; 2015:2714-2720.

Huston CD. Leptospirosis. In: Schlossberg D, ed. Clinical Infectious Disease. 2nd ed. Cambridge, United Kingdom: Cambridge University Press; 2015:1072-1074.

鼠咬热

Gilbert DN, Chambers HF, Eliopoulos GM, et al., eds. The Sanford Guide to Antimicrobial Therapy. 46th ed. Sperryville, VA: Antimicrobial Therapy Inc; 2016.

Lipma NS. Rat-bite fevers. In: Schlossberg D, ed. Clinical Infectious Disease. 2nd ed. Cambridge, United Kingdom: Cambridge University Press; 2015:975-978.

Washburn RG. Rat-Bite Fever: Streptobacillus moniliformis and Spirillum minus. In: Bennett JE, Dolin R, Blaser MJ, eds. Principles and Practice of Infectious Diseases. 8th ed. Philadelphia: Elsevier Saunders; 2015:2629-2632.

战壕热

Gilbert DN, Chambers HF, Eliopoulos GM, et al., eds. The Sanford Guide to Antimicrobial Therapy. 46th ed. Sperryville, VA: Antimicrobial Therapy Inc; 2016.

Schwartzman WA. Cat scratch disease and other Bartonella infections. In: Schlossberg D, ed. Clinical Infectious Disease. 2nd ed. Cambridge, United Kingdom: Cambridge University Press; 2015:853-858.

恙虫病

Gilbert DN, Chambers HF, Eliopoulos GM, et al., eds. The Sanford Guide to Antimicrobial Therapy. 46th ed. Sperryville, VA: Antimicrobial Therapy Inc; 2016.

Holtom PD. Rickettsial infections. In: Schlossberg D, ed. Clinical Infectious Disease. 2nd ed. Cambridge, United Kingdom: Cambridge University Press; 2015: 1093-1097.

Nicholson WL, Paddock CD. Rickettsial (Spotted & Typhus Fevers) & Related Infections, Including Anaplasmosis & Ehrlichiosis. In: Brunette GW, ed. CDC Yellow Book 2018 Health Information for International Travel. Oxford, United Kingdom: Oxford University Press; 2017:297-303.

Raoult D. Orientia tsutsugamushi (Scrub Typhus). In: Bennett JE, Dolin R, Blaser MJ, eds. *Principles and Practice of Infectious Diseases*. 8th ed. Philadelphia: Elsevier Saunders; 2015:2225-2226.

流行性斑疹伤寒

Blanton LS, Walker DH. Rickettsia prowazekii (Epidemic or Louse-Borne Typhus). In: Bennett JE, Dolin R, Blaser MJ, eds. *Principles and Practice of Infectious Diseases*. 8th ed. Philadelphia: Elsevier Saunders; 2015:2217-2220.

Gilbert DN, Chambers HF, Eliopoulos GM, et al., eds. *The Sanford Guide to Antimicrobial Therapy*. 46th ed. Sperryville, VA: Antimicrobial Therapy Inc; 2016.

Nicholson WL, Paddock CD. Rickettsial (Spotted & Typhus Fevers) & Related Infections, Including Anaplasmosis & Ehrlichiosis. In: Brunette GW, ed. *CDC Yellow Book 2018 Health Information for International Travel*. Oxford, United Kingdom: Oxford University Press; 2017:297-303.

地方性斑疹伤寒

Blanton LS, Dumler S, Walker DH. Rickettsia typhi (Murine Typhus). In: Bennett JE, Dolin R, Blaser MJ, eds. *Principles and Practice of Infectious Diseases*. 8th ed. Philadelphia: Elsevier Saunders; 2015:2221-2224.

Gilbert DN, Chambers HF, Eliopoulos GM, et al., eds. *The Sanford Guide to Antimicrobial Therapy*. 46th ed. Sperryville, VA: Antimicrobial Therapy Inc; 2016.

Holtom PD. Rickettsial infections. In: Schlossberg D, ed. *Clinical Infectious Disease*. 2nd ed. Cambridge, United Kingdom: Cambridge University Press; 2015:1093-1097.

Nicholson WL, Paddock CD. Rickettsial (Spotted & Typhus Fevers) & Related Infections, Including Anaplasmosis & Ehrlichiosis. In: Brunette GW, ed. *CDC Yellow Book 2018 Health Information for International Travel*. Oxford, United Kingdom: Oxford University Press; 2017: 297-303.

沙粒病毒病

Arenaviridae | Viral Hemorrhagic Fevers (VHFs) | CDC. Available at: https://www.cdc.gov/vhf/virus-families/arenaviridae.html. Accessed October 6, 2017.

Knust B, Choi M. Viral Hemorrhagic Fevers. In: Brunette GW, ed. *CDC Yellow Book 2018 Health Information for International Travel*. Oxford, United Kingdom: Oxford University Press; 2017:349-352.

Seregin A, Yun N, Paessler S. Lymphocytic Choriomeningitis, Lassa Fever, and the South American Hemorrhagic Fevers (Arenaviruses). In: Bennett JE, Dolin R, Blaser MJ, eds. *Principles and Practice of Infectious Diseases*. 8th ed. Philadelphia: Elsevier Saunders; 2015:2031-2037.

口咽部传染

扁桃体周围脓肿

Bryant AE, Stevens DL. Streptococcus pyogenes. In: Bennett JE, Dolin R, Blaser MJ, eds. *Principles and Practice of Infectious Diseases*. 8th ed. Philadelphia: Elsevier Saunders; 2015:2285-2299.

Gilbert DN, Chambers HF, Eliopoulos GM, et al., eds. *The Sanford Guide to Antimicrobial Therapy*. 46th ed. Sperryville, VA: Antimicrobial Therapy Inc; 2016.

Slavoski LA, Levison ME. Peritonitis. In: Schlossberg D, ed. *Clinical Infectious Disease*. 2nd ed. Cambridge, United Kingdom: Cambridge University Press; 2015: 375-380.

白喉

Gilbert DN, Chambers HF, Eliopoulos GM, et al., eds. *The Sanford Guide to Antimicrobial Therapy*. 46th ed. Sperryville, VA: Antimicrobial Therapy Inc; 2016.

MacGregor RR. Corynebacterium diphtheriae (Diphtheria). In: Bennett JE, Dolin R, Blaser MJ, eds. *Principles and Practice of Infectious Diseases*. 8th ed. Philadelphia: Elsevier Saunders; 2015:2366-2372.

Ramirez-Ronda CH, Ramirez-Ramirez CR. Corynebacteria. In: Schlossberg D, ed. *Clinical Infectious Disease*. 2nd ed. Cambridge, United Kingdom: Cambridge University Press; 2015:881-887.

Tiwari TSP. Diphtheria. In: Brunette GW, ed. *CDC Yellow Book 2018 Health Information for International Travel*. Oxford, United Kingdom: Oxford University Press; 2017: 169-170.

疱疹性咽峡炎

Gilbert DN, Chambers HF, Eliopoulos GM, et al., eds. *The Sanford Guide to Antimicrobial Therapy*. 46th ed. Sperryville, VA: Antimicrobial Therapy Inc; 2016.

Oxman MN. Enteroviruses. In: Schlossberg D, ed. *Clinical Infectious Disease*. 2nd ed. Cambridge, United Kingdom: Cambridge University Press; 2015:1172-1182.

Romero JR, Modlin JF. Coxsackieviruses, Echoviruses, and Numbered Enteroviruses. In: Bennett JE, Dolin R, Blaser MJ, eds. *Principles and Practice of Infectious Diseases*. 8th ed. Philadelphia: Elsevier Saunders; 2015:2080-2090.

鹅口疮

Edwards Jr JE. Candida Species. In: Bennett JE, Dolin R, Blaser MJ, eds. *Principles and Practice of Infectious Diseases*. 8th ed. Philadelphia: Elsevier Saunders; 2015: 2879-2894.

Gilbert DN, Chambers HF, Eliopoulos GM, et al., eds. *The Sanford Guide to Antimicrobial Therapy*. 46th ed. Sperryville, VA: Antimicrobial Therapy Inc; 2016.

Ogedegbe A, Glesby MJ. Differential diagnosis and management of HIV-associated opportunistic infections. In: Schlossberg D, ed. *Clinical Infectious Disease*. 2nd ed. Cambridge, United Kingdom: Cambridge University Press; 2015:676-687.

链球菌性咽炎

Bradley SF. Staphylococcus. In: Schlossberg D, ed. *Clinical Infectious Disease*. 2nd ed. Cambridge, United Kingdom: Cambridge University Press; 2015:985-990.

Bryant AE, Stevens DL. Streptococcus pyogenes. In: Bennett JE, Dolin R, Blaser MJ, eds. *Principles and Practice of Infectious Diseases*. 8th ed. Philadelphia: Elsevier Saunders; 2015:2285-2299.

Centor RM, Witherspoon JM, Dalton HP, Brody CE, Link K. The diagnosis of strep throat in adults in the emergency room. *Med Decis Making*. 1981;1(3):239-246.

Gilbert DN, Chambers HF, Eliopoulos GM, et al., eds. *The Sanford Guide to Antimicrobial Therapy*. 46th ed. Sperryville, VA: Antimicrobial Therapy Inc; 2016.

McIsaac WJ, White D, Tannenbaum D, Low DE. A clinical score to reduce unnecessary antibiotic use in patients with sore throat. *CMAJ*. 1998;158(1):75-83.

病毒性传染病

埃博拉病毒病

Bausch DG. Viral hemorrhagic fevers. In: Schlossberg D, ed. *Clinical Infectious Disease*. 2nd ed. Cambridge, United Kingdom: Cambridge University Press; 2015:1234-1248.

Choi M, Knust B. Ebola Virus Disease & Marburg Virus Disease. In: Brunette GW, ed. *CDC Yellow Book 2018 Health Information for International Travel*. Oxford, United Kingdom: Oxford University Press; 2017:170-172.

Ebola Hemorrhagic Fever | CDC. Available at: https://www.cdc.gov/vhf/ebola/index.html. Accessed October 6, 2017.

Geisbert TW. Marburg and Ebola Hemorrhagic Fevers (Filoviruses). In: Bennett JE, Dolin R, Blaser MJ, eds. *Principles and Practice of Infectious Diseases*. 8th ed. Philadelphia: Elsevier Saunders; 2015:1995-1999.

狂犬病

Geldern GV, Mahadevan A, Shankar SK, Nath A. Rabies. In: Schlossberg D, ed. *Clinical Infectious Disease*. 2nd ed. Cambridge, United Kingdom: Cambridge University Press; 2015:1220-1225.

Gilbert DN, Chambers HF, Eliopoulos GM, et al., eds. *The Sanford Guide to Antimicrobial Therapy*. 46th ed. Sperryville, VA: Antimicrobial Therapy Inc; 2016.

Petersen BW, Wallace RM, Shlim DR. Rabies. In: Brunette GW, ed. *CDC Yellow Book 2018 Health Information for International Travel*. Oxford, United Kingdom: Oxford University Press; 2017:287-293.

Research C for BE and. Approved Products – Imovax | FDA. Available at: https://www.fda.gov/biologicsbloodvaccines/vaccines/approvedproducts/ucm180097.htm. Accessed October 6, 2017.

Singh K, Rupprecht CE, Bleck TP. Rabies (Rhabdoviruses). In: Bennett JE, Dolin R, Blaser MJ, eds. *Principles and Practice of Infectious Diseases*. 8th ed. Philadelphia: Elsevier Saunders; 2015:1984-1994.

HIV 感染相关的机会性感染

Bacterial Respiratory Adult and Adolescent Opportunistic Infection. AIDSinfo. Available at: https://aidsinfo.nih.gov/guidelines/html/4/adult-and-adolescent-opportunistic-infection/327/bacterial-respiratory. Accessed October 10, 2017.

Bartonella Adult and Adolescent Opportunistic Infection. AIDSinfo. Available at: https://aidsinfo.nih.gov/guidelines/html/4/adult-and-adolescent-opportunistic-infection/329/bartonella. Accessed October 10, 2017.

Cocci Adult and Adolescent Opportunistic Infection. AIDSinfo. Available at: https://aidsinfo.nih.gov/guidelines/html/4/adult-and-adolescent-opportunistic-infection/335/cocci. Accessed October 10, 2017.

Cryptococcosis Adult and Adolescent Opportunistic Infection. AIDSinfo. Available at: https://aidsinfo.nih.gov/guidelines/html/4/adult-and-adolescent-opportunistic-infection/333/cryptococcosis. Accessed October 10, 2017.

Cryptosporidia Adult and Adolescent Opportunistic Infection. AIDSinfo. Available at: https://aidsinfo.nih.gov/guidelines/html/4/adult-and-adolescent-opportunistic-infection/323/cryptosporidia. Accessed October 10, 2017.

Gilbert DN, Chambers HF, Eliopoulos GM, et al., eds. *The Sanford Guide to Antimicrobial Therapy*. 46th ed. Sperryville, VA: Antimicrobial Therapy Inc; 2016.

Histo Adult and Adolescent Opportunistic Infection. AIDSinfo. Available at: https://aidsinfo.nih.gov/guidelines/html/4/adult-and-adolescent-opportunistic-infection/334/histo. Accessed October 10, 2017.

Hlavsa MC, Xiao L. Cryptosporidiosis. In: Brunette GW, ed. *CDC Yellow Book 2018 Health Information for International Travel*. Oxford, United Kingdom: Oxford University Press; 2017:157-159.

MAC Adult and Adolescent Opportunistic Infection. AIDSinfo. Available at: https://aidsinfo.nih.gov/guidelines/html/4/adult-and-adolescent-opportunistic-infection/326/mac. Accessed October 10, 2017.

Microsporidia Adult and Adolescent Opportunistic Infection. AIDSinfo. Available at: https://aidsinfo.nih.gov/guidelines/html/4/adult-and-adolescent-opportunistic-infection/324/microsporidia. Accessed October 10, 2017.

Ogedegbe A, Glesby MJ. Differential diagnosis and management of HIV-associated opportunistic infections. In: Schlossberg D, ed. *Clinical Infectious Disease*. 2nd ed. Cambridge, United Kingdom: Cambridge University Press; 2015: 676-687.

PCP Adult and Adolescent Opportunistic Infection. AIDSinfo. Available at: https://aidsinfo.nih.gov/guidelines/html/4/adult-and-adolescent-opportunistic-infection/321/pcp. Accessed October 10, 2017.

Rio C, Curran JW. Epidemiology and Prevention of Acquired Immunodeficiency Syndrome and Human Immunodeficiency Virus Infection. In: Bennett JE, Dolin R, Blaser MJ, eds. *Principles and Practice of Infectious Diseases*. 8th ed. Philadelphia: Elsevier Saunders; 2015:1483-1502.

Suh KN, Kozarsky P, Keystone JS. Cyclospora cayetanensis, Cystoisospora (Isospora) belli, Sarcocystis Species, Balantidium coli, and Blastocystis Species. In: Bennett JE, Dolin R, Blaser MJ, eds. *Principles and Practice of Infectious Diseases*. 8th ed. Philadelphia: Elsevier Saunders; 2015:3184-3191.

TB Adult and Adolescent Opportunistic Infection. AIDSinfo. Available at: https://aidsinfo.nih.gov/guidelines/html/4/adult-and-adolescent-opportunistic-infection/325/tb. Accessed October 10, 2017.

Toxo Adult and Adolescent Opportunistic Infection. AIDSinfo. Available at: https://aidsinfo.nih.gov/guidelines/html/4/adult-and-adolescent-opportunistic-infection/322/toxo. Accessed October 10, 2017.

Weiss LM. Microsporidiosis. In: Bennett JE, Dolin R, Blaser MJ, eds. *Principles and Practice of Infectious Diseases*. 8th ed. Philadelphia: Elsevier Saunders; 2015:3031-3044.

What's New Adult and Adolescent Opportunistic Infection. AIDSinfo. Available at: https://aidsinfo.nih.gov/guidelines/html/4/adult-and-adolescent-opportunistic-infection/0. Accessed October 6, 2017.

天花

Artenstein AW. Bioterrorism. In: Schlossberg D, ed. *Clinical Infectious Disease*. 2nd ed. Cambridge, United Kingdom: Cambridge University Press; 2015:815-826.

McCollum AM. Smallbox & Other Orthopoxvirus-Associated Infections. In: Brunette GW, ed. *CDC Yellow Book 2018 Health Information for International Travel*. Oxford, United Kingdom: Oxford University Press; 2017: 321-323.

Petersen BW, Damon IK. Orthopoxviruses: Vaccinia (Smallpox Vaccine), Variola (Smallpox), Monkeypox, and Cowpox. In: Bennett JE, Dolin R, Blaser MJ, eds. *Principles and Practice of Infectious Diseases*. 8th ed. Philadelphia: Elsevier Saunders; 2015:1694-1702.

Smallpox | CDC. Available at: https://www.cdc.gov/smallpox/index.html. Published July 13, 2017. Accessed October 6, 2017.

传染性单核细胞增多症

Crumpacker II CS. Cytomegalovirus (CMV). In: Bennett JE, Dolin R, Blaser MJ, eds. *Principles and Practice of Infectious Diseases*. 8th ed. Philadelphia: Elsevier Saunders; 2015:1738-1753.

Meier JL. Epstein-Barr virus and other causes of the mononucleosis syndrome. In: Schlossberg D, ed. *Clinical Infectious Disease*. 2nd ed. Cambridge, United Kingdom: Cambridge University Press; 2015:1183-1189.

脊髓灰质炎

Alexander JP, Patel M, Wassilak SGF. Poliomyelitis. In: Brunette GW, ed. *CDC Yellow Book 2018 Health Information for International Travel*. Oxford, United Kingdom: Oxford University Press; 2017:278-282.

CDC Global Health – Polio. Available at: https://www.cdc.gov/polio/. Published March 27, 2017. Accessed October 6, 2017.

Jong EC. Immunizations. In: Schlossberg D, ed. *Clinical Infectious Disease*. 2nd ed. Cambridge, United Kingdom: Cambridge University Press; 2015:763-776.

Pinkbook | Polio | Epidemiology of Vaccine Preventable Diseases | CDC. Available at: https://www.cdc.gov/vaccines/pubs/pinkbook/polio.html. Accessed October 6, 2017.

Romero JR, Modlin JF. Poliovirus. In: Bennett JE, Dolin R, Blaser MJ, eds. *Principles and Practice of Infectious Diseases*. 8th ed. Philadelphia: Elsevier Saunders; 2015:2073-2079.

寄生虫和朊病毒

恰加斯病

Gilbert DN, Chambers HF, Eliopoulos GM, et al., eds. *The Sanford Guide to Antimicrobial Therapy*. 46th ed. Sperryville, VA: Antimicrobial Therapy Inc; 2016.

Kirchhoff LV. Trypanosoma Species (American Trypanosomiasis, Chagas' Disease): Biology of Trypanosomes. In: Bennett JE, Dolin R, Blaser MJ, eds. *Principles and Practice of Infectious Diseases*. 8th ed. Philadelphia: Elsevier Saunders; 2015:3108-3115.

Montgomery S. Trypanosomiasis, American (Chagas Disease). In: Brunette GW, ed. *CDC Yellow Book 2018 Health Information for International Travel*. Oxford, United Kingdom: Oxford University Press; 2017:332-333.

Sousa ADQ, Jeronimo SMB, Pearson RD. Trypanosomiases and leishmaniases. In: Schlossberg D, ed. *Clinical Infectious Disease*. 2nd ed. Cambridge, United Kingdom: Cambridge University Press; 2015:1302-1312.

非洲睡眠病

Gilbert DN, Chambers HF, Eliopoulos GM, et al., eds. *The Sanford Guide to Antimicrobial Therapy*. 46th ed. Sperryville, VA: Antimicrobial Therapy Inc; 2016.

Kirchhoff LV. Agents of African Trypanosomiasis (Sleeping Sickness). In: Bennett JE, Dolin R, Blaser MJ, eds. *Principles and Practice of Infectious Diseases*. 8th ed. *Philadelphia*: Elsevier Saunders; 2015:3116-3121.

虱病

2015 STD Treatment Guidelines. Available at: https://www.cdc.gov/std/tg2015/default.htm. Accessed October 6, 2017.

Diaz JH. Lice (Pediculosis). In: Bennett JE, Dolin R, Blaser MJ, eds. *Principles and Practice of Infectious Diseases*. 8th ed. Philadelphia: Elsevier Saunders; 2015:3246-3249.

Gilbert DN, Chambers HF, Eliopoulos GM, et al., eds. *The Sanford Guide to Antimicrobial Therapy*. 46th ed. Sperryville, VA: Antimicrobial Therapy Inc; 2016.

Monsel G, Chosidow O, Quinn TC. Scabies, lice, and myiasis., Sexually transmitted enteric infections. In: Schlossberg D, ed. *Clinical Infectious Disease*. 2nd ed. Cambridge, United Kingdom: Cambridge University Press; 2015:162-166.

纳格勒阿米巴病

Boggild AK, Wilson ME. Recreational water exposure. In: Schlossberg D, ed. *Clinical Infectious Disease*. 2nd ed.

193

Cambridge, United Kingdom: Cambridge University Press; 2015:800-809.

Gilbert DN, Chambers HF, Eliopoulos GM, et al., eds. *The Sanford Guide to Antimicrobial Therapy*. 46th ed. Sperryville, VA: Antimicrobial Therapy Inc; 2016.

Koshy AA, Blackburn BG, Singh U. Free-Living Amebae. In: Bennett JE, Dolin R, Blaser MJ, eds. *Principles and Practice of Infectious Diseases*. 8th ed. Philadelphia: Elsevier Saunders; 2015:3059-3069.

Primary Amebic Meningoencephalitis (PAM) – Naegleria fowleri | Parasites | CDC. Available at: https://www.cdc.gov/parasites/naegleria/index.html. Accessed October 6, 2017.

朊病毒病

Bosque PJ, Tyler KL. Prions and Prion Diseases of the Central Nervous System (Transmissible Neurodegenerative Diseases). In: Bennett JE, Dolin R, Blaser MJ, eds. *Principles and Practice of Infectious Diseases*. 8th ed. Philadelphia: Elsevier Saunders; 2015:2142-2153.

Johnson RT. Prion diseases. In: Schlossberg D, ed. *Clinical Infectious Disease*. 2nd ed. Cambridge, United Kingdom: Cambridge University Press; 2015:541-543.

Prion Diseases | CDC. Available at: https://www.cdc.gov/prions/index.html. Published August 17, 2017. Accessed October 6, 2017.

细菌性传染病

炭疽

Gilbert DN, Chambers HF, Eliopoulos GM, et al., eds. *The Sanford Guide to Antimicrobial Therapy*. 46th ed. Sperryville, VA: Antimicrobial Therapy Inc; 2016.

Walters KH, Traxler RM, Marston CK. Anthrax. In: Brunette GW, ed. *CDC Yellow Book 2018 Health Information for International Travel*. Oxford, United Kingdom: Oxford University Press; 2017:141-144.

Zangeneh TT, Traeger M, Klotz SA. Anthrax and other Bacillus species. In: Schlossberg D, ed. *Clinical Infectious Disease*. 2nd ed. Cambridge, United Kingdom: Cambridge University Press; 2015:843-849.

肉毒中毒

Gilbert DN, Chambers HF, Eliopoulos GM, et al., eds. *The Sanford Guide to Antimicrobial Therapy*. 46th ed. Sperryville, VA: Antimicrobial Therapy Inc; 2016.

Hodowanec A, Bleck TP. Botulism (Clostridium botulinum). In: Bennett JE, Dolin R, Blaser MJ, eds. *Principles and Practice of Infectious Diseases*. 8th ed. Philadelphia: Elsevier Saunders; 2015:2763-2767.

Percak JM, Hasbun R. Myelitis and peripheral neuropathy. In: Schlossberg D, ed. *Clinical Infectious Disease*. 2nd ed. Cambridge, United Kingdom: Cambridge University Press; 2015:510-523.

布鲁菌病

Carrillo C, Gotuzzo E. Brucellosis. In: Schlossberg D, ed. *Clinical Infectious Disease*. 2nd ed. Cambridge, United Kingdom: Cambridge University Press; 2015:866-869.

Gilbert DN, Chambers HF, Eliopoulos GM, et al., eds. *The Sanford Guide to Antimicrobial Therapy*. 46th ed. Sperryville, VA: Antimicrobial Therapy Inc; 2016.

Gul HC, Erdem H. Brucellosis (Brucella Species). In: Bennett JE, Dolin R, Blaser MJ, eds. *Principles and Practice of Infectious Diseases*. 8th ed. Philadelphia: Elsevier Saunders; 2015:2584-2589.

Negron ME, Tiller R, Kharod GA. Brucellosis. In: Brunette GW, ed. *CDC Yellow Book 2018 Health Information for International Travel*. Oxford, United Kingdom: Oxford University Press; 2017:148-149.

伤寒

Gilbert DN, Chambers HF, Eliopoulos GM, et al., eds. *The Sanford Guide to Antimicrobial Therapy*. 46th ed. Sperryville, VA: Antimicrobial Therapy Inc; 2016.

Judd MC, Mintz ED. Typhoid & Paratyphoid Fever. In: Brunette GW, ed. *CDC Yellow Book 2018 Health Information for International Travel*. Oxford, United Kingdom: Oxford University Press; 2017:342-345.

Lima AAM, Warren CA, Guerrant RL. Bacterial Inflammatory Enteritides. In: Bennett JE, Dolin R, Blaser MJ, eds. *Principles and Practice of Infectious Diseases*. 8th ed. Philadelphia: Elsevier Saunders; 2015:1263-1269.

猫抓热

Bartonella Adult and Adolescent Opportunistic Infection. AIDSinfo. Available at: https://aidsinfo.nih.gov/guidelines/html/4/adult-and-adolescent-opportunistic-infection/329/bartonella. Accessed October 10, 2017.

Gandhi TN, Slater LN, Welch DF, Koehler JE. Bartonella, Including Cat-Scratch Disease. In: Bennett JE, Dolin R, Blaser MJ, eds. *Principles and Practice of Infectious Diseases*. 8th ed. Philadelphia: Elsevier Saunders; 2015:2649-2663.

Gilbert DN, Chambers HF, Eliopoulos GM, et al., eds. *The Sanford Guide to Antimicrobial Therapy*. 46th ed. Sperryville, VA: Antimicrobial Therapy Inc; 2016.

Nelson CA. Bartonella Infections. In: Brunette GW, ed. *CDC Yellow Book 2018 Health Information for International Travel*. Oxford, United Kingdom: Oxford University Press; 2017:146-147.

Schwartzman WA. Cat scratch disease and other Bartonella infections. In: Schlossberg D, ed. *Clinical Infectious Disease*. 2nd ed. Cambridge, United Kingdom: Cambridge University Press; 2015:853-858.

麻风病

Castro-Echeverry E, Lee T, Vandergriff T, Cockerell CJ. Leprosy. In: Schlossberg D, ed. *Clinical Infectious Disease*. 2nd ed. Cambridge, United Kingdom: Cambridge University Press; 2015:931-934.

Gilbert DN, Chambers HF, Eliopoulos GM, et al., eds. *The Sanford Guide to Antimicrobial Therapy*. 46th ed. Sperryville, VA: Antimicrobial Therapy Inc; 2016.

National Hansen's Disease (Leprosy) Program Caring and Curing Since 1894 | Official web site of the U.S. Health Resources & Services Administration. Available at: https://www.hrsa.gov/hansens-disease/index.html. Accessed October 6, 2017.

Recommended Treatment Regimens | Official web site of the U.S. Health Resources & Services Administration. Available at: https://www.hrsa.gov/hansens-disease/diagnosis/recommended-treatment.html. Accessed October 6, 2017.

Renault CA, Ernst JD. Mycobacterium leprae (Leprosy). In: Bennett JE, Dolin R, Blaser MJ, eds. *Principles and Practice of Infectious Diseases*. 8th ed. Philadelphia: Elsevier Saunders; 2015:2819-2831.

WHO | Leprosy. WHO. Available at: http://www.who.int/mediacentre/factsheets/fs101/en/. Accessed October 6, 2017.

WHO Model Prescribing Information: Drugs Used in Leprosy: Treatment of leprosy. Available at: http://apps.who.int/medicinedocs/en/d/Jh2988e/5.html. Accessed October 6, 2017.

感染性心内膜炎

Chowdhury MA, Michael AM. Endocarditis of natural and prosthetic valves: treatment and prophylaxis. In: Schlossberg D, ed. *Clinical Infectious Disease*. 2nd ed. Cambridge, United Kingdom: Cambridge University Press; 2015:243-253.

Gilbert DN, Chambers HF, Eliopoulos GM, et al., eds. *The Sanford Guide to Antimicrobial Therapy*. 46th ed. Sperryville, VA: Antimicrobial Therapy Inc; 2016.

Levine DP, Brown PD. Infections in Injection Drug Users. In: Bennett JE, Dolin R, Blaser MJ, eds. *Principles and Practice of Infectious Diseases*. 8th ed. Philadelphia: Elsevier Saunders; 2015:3475-3491.

破伤风

Gilbert DN, Chambers HF, Eliopoulos GM, et al., eds. *The Sanford Guide to Antimicrobial Therapy*. 46th ed. Sperryville, VA: Antimicrobial Therapy Inc; 2016.

Hodowanec A, Bleck TP. Tetanus (Clostridium tetani). In: Bennett JE, Dolin R, Blaser MJ, eds. *Principles and Practice of Infectious Diseases*. 8th ed. Philadelphia: Elsevier Saunders; 2015:2757-2762.

Percak JM, Hasbun R. Myelitis and peripheral neuropathy. In: Schlossberg D, ed. *Clinical Infectious Disease*. 2nd ed. Cambridge, United Kingdom: Cambridge University Press; 2015:510-523.

Tiwari TSP. Tetanus. In: Brunette GW, ed. *CDC Yellow Book 2018 Health Information for International Travel*. Oxford, United Kingdom: Oxford University Press; 2017:325-326.

李斯特菌病

Gilbert DN, Chambers HF, Eliopoulos GM, et al., eds. *The Sanford Guide to Antimicrobial Therapy*. 46th ed. Sperryville, VA: Antimicrobial Therapy Inc; 2016.

Lorber B. Listeria. In: Schlossberg D, ed. *Clinical Infectious Disease*. 2nd ed. Cambridge, United Kingdom: Cambridge University Press; 2015:942-949.

Lorber B. Listeria monocytogenes. In: Bennett JE, Dolin R, Blaser MJ, eds. *Principles and Practice of Infectious Diseases*. 8th ed. Philadelphia: Elsevier Saunders; 2015:2383-2390.

Q 热

Gilbert DN, Chambers HF, Eliopoulos GM, et al., eds. *The Sanford Guide to Antimicrobial Therapy*. 46th ed. Sperryville, VA: Antimicrobial Therapy Inc; 2016.

Holtom PD. Rickettsial infections. In: Schlossberg D, ed. *Clinical Infectious Disease*. 2nd ed. Cambridge, United Kingdom: Cambridge University Press; 2015:1093-1097.

Kersh GJ. Q Fever. In: Brunette GW, ed. *CDC Yellow Book 2018 Health Information for International Travel*. Oxford, United Kingdom: Oxford University Press; 2017:286-287.

Marrie TJ, Raoult D. Coxiella burnetii (Q Fever). In: Bennett JE, Dolin R, Blaser MJ, eds. *Principles and Practice of Infectious Diseases*. 8th ed. Philadelphia: Elsevier Saunders; 2015:2208-2216.

类鼻疽

Blaney DD, Gee JE. Melioidosis. In: Brunette GW, ed. *CDC Yellow Book 2018 Health Information for International Travel*. Oxford, United Kingdom: Oxford University Press; 2017:260-261.

Boggild AK, Wilson ME. Recreational water exposure. In: Schlossberg D, ed. *Clinical Infectious Disease*. 2nd ed. Cambridge, United Kingdom: Cambridge University Press; 2015:800-809.

Currie BJ. Burkholderia pseudomallei and Burkholderia mallei: Melioidosis and Glanders. In: Bennett JE, Dolin R, Blaser MJ, eds. *Principles and Practice of Infectious Diseases*. 8th ed. Philadelphia: Elsevier Saunders; 2015: 2541-2551.

Gilbert DN, Chambers HF, Eliopoulos GM, et al., eds. *The Sanford Guide to Antimicrobial Therapy*. 46th ed. Sperryville, VA: Antimicrobial Therapy Inc; 2016.

索　引